HYGIÈNE ET TRAITEMENT CURATIF

DES

TROUBLES DIGESTIFS

PAR

Le Docteur E. MONIN

SECRÉTAIRE GÉNÉRAL DE LA SOCIÉTÉ FRANÇAISE D'HYGIÈNE,
CHEVALIER DE LA LÉGION D'HONNEUR,
OFFICIER DE L'INSTRUCTION PUBLIQUE.

> « Nemo non sentit horrores, timores, pa-
> vores, iras, tristitias, suspiria omnemque
> concupicibilium perturbationem sibi circà os
> stomachi suboriri et agitari. »
>
> VAN-HELMONT.

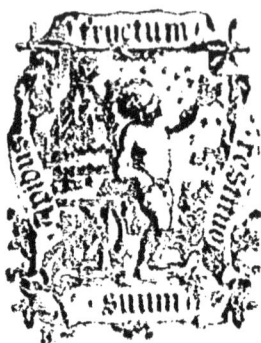

PARIS

SOCIÉTÉ D'ÉDITIONS SCIENTIFIQUES

PLACE DE L'ÉCOLE DE MÉDECINE
4, RUE ANTOINE-DUBOIS, 4

1895

HYGIÈNE ET TRAITEMENT CURATIF

DES

TROUBLES DIGESTIFS

OUVRAGES RECOMMANDÉS DU MÊME AUTEUR

(Prix franco contre un mandat)

Hygiène et traitement des maladies de la peau
(160 pages) . . . . 3 fr. 00

L'hygiène de l'estomac (guide d'alimentation) (450
pages) . . . . 4 fr. 00

L'hygiène de la beauté (300 pages) . . . . 4 fr. 00

Traitement du diabète (128 pages) . . . . 3 fr. 00

Les odeurs du corps humain (124 pages) . . . . . 2 fr. 00

Hygiène et médecine journalières (380 pages) . . 3 fr. 50

La lutte pour la santé (340 pages) . . . . 3 fr. 50

Les maladies epidémiques (175 pages). . . . . . 1 fr. 00

L'alcoolisme (300 pages) . . . . 3 fr. 50

L'hygiène du travail (300 pages) . . . . 4 fr. 00

La santé par l'exercice (200 pages) . . . . 2 fr. 50

Misères nerveuses (324 pages) . . . . 3 fr. 50

L'hygiène des sexes (320 pages) . . . . 4 fr. 00

Formulaire de médecine (650 pages) . . . . 5 fr. 00

L'hygiène des riches (360 pages) . . . . 4 fr. 00

Précis d'hygiène (avec le D" Dubousquet) . . . . 6 fr. 00

Les remèdes qui guérissent (368 pages) . . . . . 4 fr. 00

Adresser les demandes et les mandats au DIRECTEUR DE
LA SOCIÉTÉ D'ÉDITIONS SCIENTIFIQUES, 4, rue Antoine-Dubois,
Paris

HYGIÈNE ET TRAITEMENT CURATIF

DES

TROUBLES DIGESTIFS

PAR

Le Docteur E. MONIN

SECRÉTAIRE GÉNÉRAL DE LA SOCIÉTÉ FRANÇAISE D'HYGIÈNE,
CHEVALIER DE LA LÉGION D'HONNEUR,
OFFICIER DE L'INSTRUCTION PUBLIQUE.

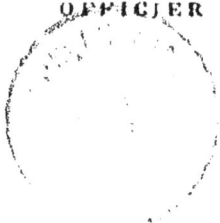

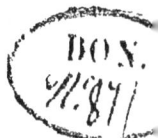

> « Nemo non sentit horrores, timores, pavores, iras, tristitias, suspiria omnemque concupicibilium perturbationem sibi circà os stomachi suboriri et agitari. »
>
> Van-Helmont.

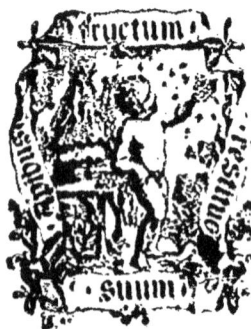

PARIS
SOCIÉTÉ D'ÉDITIONS SCIENTIFIQUES
PLACE DE L'ÉCOLE DE MÉDECINE
4, RUE ANTOINE-DUBOIS, 4

1895

AVIS LIMINAIRE

———

« Pour nous, la science médicale est repré-
» sentée par une pyramide, dont la base est
» formée par la médecine hippocratique et le
» sommet par la science moderne. Voilà notre
» crime. Que si nous consentions à retourner
» la pyramide, nous serions aussitôt couronné
» par l'Institut et les Académies ! Mais un
» encens si banal n'a rien qui doive nous
» flatter, et, d'ailleurs, on ne transige pas avec
» les lois de l'équilibre ! » (*Thirial*. Cons. sur
» la doct. hipp).

Ce livre est le complément indispensable de
mon *Hygiène de l'Estomac* (guide pratique de

l'alimentation). (1) Ecrit surtout sous la dictée de l'expérience, il sera utile aux médecins et aux malades, parce qu'il renferme (sous une forme assimilable, autant que substantielle), les données scientifiques les plus indispensables à la pratique de tous les jours.

Paris (40, rue du Luxembourg),
le 15 novembre 1894.

(1) 5ᵉ édition (très augmentée). Paris : O. Doin, éditeur.

Chapitre I.

Généralités pratiques.

L'estomac est le souverain de l'organisme. C'est le foyer ou le berceau d'un grand nombre de maladies physiques et mentales. Si les maladies de l'estomac sont encore mal connues et soignées sans succès, à notre époque qui a vu de si grands progrès, cela tient surtout à ce que la médecine officielle est faite avec des observations d'hôpitaux ; or, la clientèle d'hôpital ne nous offre point (tant s'en faut), toutes les variétés de troubles digestifs. Elle ne se fait pas soigner pour de la dyspepsie simple ; c'est bon pour ceux qui ont des loisirs, de consulter pour si peu de chose ! Et pourtant, la dyspepsie se retrouve aux deux extrémités de l'échelle sociale, ses causes et son traitement variant étrangement, toutefois, suivant qu'on l'observe en haut ou en bas...

Pour écrire l'histoire médicale des troubles digestifs, il faudrait plusieurs volumes. En nous en tenant au siècle présent, nous voyons Broussais, monomane de l'inflammation, ne reconnaître partout que des *gastrites*, c'est-à-dire des phénomènes irritatifs. Barras réagit dans un sens opposé, avec le mot *gastralgie*, n'admettant que des troubles digestifs d'origine nerveuse. De nos jours, on a successivement invoqué, comme causes exclusives des troubles d'estomac : la dilatation de l'organe et les opérations chimiques perturbées. Cette dernière théorie est, actuellement surtout. en faveur. Quelle est celle qui, demain, lui succèdera? De quoi la dyspepsie sera-t-elle faite ?

Le physiologiste rit de tous ces systèmes, ou plutôt il en rirait, s'ils n'entraînaient pas, forcément, après eux, des traitements exclusifs, dont pâtissent fréquemment les malades. Il sait que l'estomac n'est ni un laboratoire, ni un moulin ; qu'il est, à la fois, l'un et l'autre. Il sait que, organe vasculo-nerveux, le tube digestif peut être en proie à l'inflammation et aussi à la névralgie. Il voit l'estomac exposé aux injures et aux excès de tous ordres. Chez les gros mangeurs, le réceptacle alimentaire est évidemment sujet à l'ampliation morbide: mais l'ampliation n'éteint pas toujours la contractilité ; elle l'exalte même, parfois. Ce qui est morbide, ce n'est donc pas la dilatation, c'est la *rétention alimentaire*, fréquemment due, croyons-nous, non pas à la passivité musculaire de l'organe, mais plutôt à un rétrécissement *spasmodique* du pylore, dont l'intermittence explique assez bien les souffrances passagères et variables des prétendus dilatés.

Ce qui rend, précisément, passionnante et pleine d'intérêt la question des troubles digestifs, c'est l'infinie diversité de leurs causes et de leurs espèces, qui se mélangent et s'imbriquent, en quelque sorte, de façon assez enchevêtrée, pour que (même en admettant, d'une part, des lésions sécrétoires, et de l'autre, des lésions mécaniques), il soit, longtemps encore, impossible d'introduire une bien vive lumière dans ce chaos.

De plus, lorsque nous avons à soigner des malades atteints, comme disent les Anglais, de *chronic indigestion*, les complications ont déjà accompli leur œuvre : d'une part, par l'inanition; d'autre part, au moyen de l'empoisonnement du sang, vicié par les résidus des opérations gastro-intestinales défectueuses. La pâleur, la tristesse, l'anémie, la perte de mémoire, la nervosité, la paresse de l'esprit, l'inertie génitale, la lourdeur, les vertiges, l'amnésie, la grande lassitude musculaire, l'aboulie plus ou moins complète et l'absence complète d'énergie et de ressort, en imposent, fréquemment, pour un état plus grave. Parfois, les sueurs nocturnes, la fièvre vespérale, une toux incessante, un amaigrissement profond, nous offrent le tableau de la *phtisie gastrique* de Brinton, si délicate à différencier complètement de la phtisie vulgaire.... Voilà où mène la dyspepsie ancienne, avec ses exacerbations et ses rémissions: qu'elle tienne à la diminution de la force musculaire de l'estomac ou bien à l'altération chimique des sucs digestifs, ou encore (ce qui est le cas le plus commun) à la réunion de ces deux causes!

Certaines professions semblent prédisposées à la dyspepsie : citons les tailleurs, cordonniers, boulangers, bouchers. Pour les deux premières catégories, on incrimine surtout la position vicieuse pendant le travail; ce sont les irrégularités du régime qui causent les troubles digestifs chez les deux dernières. Les professions intellectuelles fournissent aux maladies d'estomac de nombreuses autant qu'intéressantes victimes : ce triste privilège tient surtout, je crois, à la mauvaise influence du travail pendant la digestion. Tous les gens de lettres, artistes, hommes de bureaux, devraient connaitre et méditer le sage proverbe ainsi libellé *tra los montes :*

Despues de comer,
Ni un sobrescrito leer.

(Après manger, ne point même lire l'adresse d'une lettre) (1).

(1) Voir, dans l'*Hygiène du Travail* (Hetzel, édit.) le chapitre consacré à l'étude professionnelle des gens de lettres, artistes, etc. (page 242).

Les passions tristes, les chagrins prolongés, la solitude, le célibat, l'abus des plaisirs de l'amour, retentissent vigoureusement aussi sur la digestion. Celle-ci ne saurait se faire normalement, lorsque le corps est désœuvré : c'est pourquoi la dyspepsie, dans l'armée, rare chez le soldat, est plus commune chez le gradé. Toutefois, l'exercice immodéré des muscles, au sortir de table, est aussi nuisible à la digestion que l'abus de la pensée ou de la parole. Mosso et Salvioli, expérimentant sur des chiens munis de fistules gastriques, qu'ils faisaient courir dans une roue creuse, mue par un moteur à gaz (frémissez, anti-vivisecteurs cynophiles!) Mosso et Salvioli, dis-je, ont démontré, récemment, que la fatigue produit une diminution très notable dans les propriétés digestives du suc gastrique.

Un mauvais régime, des indigestions répétées : voilà les raisons banales d'une foule de dyspepsies. Peu de gens savent apaiser leur faim sans irriter leur muqueuse gastrique; personne ne pratique l'art difficile de se contenir et de s'abstenir. On mâche mal, parce qu'on mange trop vite ou parce qu'on a de mauvaises dents. Les repas sont pris à des heures irrégulières. On abuse du vin, du café, des liqueurs et des épices. On détériore la muqueuse par le fer, le quinquina, l'opium, les pastilles et élixirs prétendus apéritifs, les purgations débilitantes, l'usage intempestif des vomitifs qui ébranlent le tube digestif et exagèrent, jusqu'à l'inflammation, sa turgescence sécrétoire. La digestion est gênée par des vêtements étriqués, des corsets constricteurs. L'usage excessif du tabac supprime la salive, si utile à la digestion, lorsqu'il ne la transforme pas en une sécrétion toxique : autrement dit, le fumeur qui crache s'épuise et celui qui ne crache pas s'empoisonne....

En vérité, lorsqu'on relève toutes les irritations intempestives, toutes les injures multipliées, auxquelles l'estomac se trouve constamment en butte, on est tenté de considérer cet organe comme le plus tolérant de tous, puisqu'en somme, il est loin d'être toujours malade!... Il est vrai que, considéré isolément, l'estomac réagit peu, par lui-même, contre les offenses : ce n'est pas un organe vindicatif, lorsque la constitution générale de l'individu est bonne et que les annexes du tube digestif ne sont point le siège d'altérations morbides. Mais, chez les sujets lymphatiques, arthritiques, tuberculeux, chez ceux qui ont longtemps habité les pays chauds, le foie a perdu, en quelque sorte, sa virginité anatomique, et les troubles fonctionnels de cette glande, si importante dans l'économie humaine, retentissent aisément sur les fonctions digestives. Il en est de même des sujets qui ont échappé à la fièvre typhoïde ou au choléra : l'altération des glandes de l'intestin et des ganglions du mésentère les a rendus fréquemment dyspeptiques pour le restant de leurs jours. L'estomac semble, chez eux, débilité et atonique, parce qu'il est devenu solidaire et responsable d'une situation intestinale défectueuse. L'influenza grave laisse aussi fréquemment, après elle, une prédisposition marquée aux irritations du tube digestif.

J'en ai dit assez, je pense, pour faire comprendre à mes lecteurs de quelles difficultés sont hérissées la connaissance et la cure des troubles digestifs. Avant de prescrire des drogues ou de libeller un régime strict et sévère, il importe de bien se recueillir et d'avoir étudié, à fond, le malade qui se fie à nos soins médicaux. Cela me met en mémoire un mot célèbre de Magendie, appelé en consultation auprès d'un dyspeptique par l'un de ses confrères, désolé d'avoir en vain épuisé toutes les ressources de l'arsenal pharmaceutique. Le grand physiologiste lui dit malicieusement : « Auriez-vous, au moins, essayé de ne rien faire ? » On peut, en effet, guérir presque autant de dyspepsies par le nihilisme thérapeutique, que l'on est capable d'en aggraver par des médications à contre-sens (1).

(1) D'après M. le docteur O. Rosenbach, professeur de pathologie interne à la Faculté de médecine de Breslau, l'administration prolongée du bicarbonate de soude à haute dose, à laquelle on a si souvent recours dans les gastropathies chroniques, constituerait un véritable abus très préjudiciable pour les malades. En sa qualité de calmant de l'estomac et de neutralisant des acides, ce médicament procure bien un soulagement momentané, mais cet effet est purement palliatif. D'autre part, l'usage continuel du bicarbonate de soude aurait le grand inconvénient d'augmenter, en affaiblissant le péristalisme intestinal, la constipation habituelle dont souffrent beaucoup de gastropathes et d'amener la stagnation des aliments dans l'estomac. Enfin, chez les sujets ui ont de l'hypochlorhydrie, le

CHAPITRE II

De l'appétit et de ses maladies.

L'appétit est un besoin instinctif, attaché au sentiment de la conservation. A la vue surtout des aliments désirés, toutes les puissances digestives se mettent sous les armes (pour parler comme Brillat-Savarin) : la salive afflue à la bouche et le suc gastrique à l'estomac. L'appétit est la sonnette d'alarme, avertissant l'économie vitale qu'il est nécessaire de combler ses incessantes déperditions

bicarbonate de soude diminuerait le pouvoir digestif déjà si faible de l'estomac.

M. Rosenbach estime que le bicarbonate de soude à haute dose ne convient que dans les cas de gastricisme aigu, suite d'indigestion, mais que, dans les affections chroniques de l'estomac, on ne doit l'employer que de temps en temps et toujours à petite dose (quelques pincées par jour) pour calmer momentanément certains symptômes pénibles.

physiologiques et de livrer au fourneau nutritif de nouveaux combustibles.

Paul Bert a défini la faim : le pavillon de détresse que hisse l'organisme, appelant l'aliment à son secours et invoquant la nutrition comme un port. Sensation d'abord agréable et liée au souvenir gustatif, la faim devient, assez rapide- ment, douloureuse. Son siège réside dans le système nerveux central : c'est pourquoi l'opium. le tabac et d'autres agents, sédatifs de l'encéphale, diminuent ou suppriment l'appétit.

L'enfant supporte mal l'abstinence : son esto- mac (aussi peu capace qu'il est vigoureusement doué au point de vue digestif) réclame, avec énergie, une alimentation fréquente, mais dont la quantité doit être pourtant mesurée. Il faut, en effet, dès l'enfance, discipliner l'appétit, com- battre les antipathies capricieuses de l'estomac et habituer cet organe à des habitudes régulières, qui seront précieuses pour la santé à venir.

Chez l'adulte, l'appétit se répartit sur deux ou trois repas seulement : le corps n'a plus besoin de matériaux de croissance, mais seulement de matériaux d'entretien. L'appétit varie, alors, essentiellement, du reste, suivant le taux de l'activité nutritive, suivant aussi les saisons, les climats, les tempéraments. L'hiver, en accélérant toutes les combustions, excite l'appétit : la nourriture de la saison froide devra être plus forte et plus 'abondante que celle de l'été. Les bilieux ont fréquemment l'estomac impatient, l'estomac *dans les talons*, comme on dit vulgairement.

Les sujets lymphatiques et sédentaires, les alcooliques, les énervés, présentent l'appétit irrégulier et capricieux. L'abondance alimentaire et la richesse des ressources de la cuisine émoussent, peu à peu, l'appétit : « J'ai faim, disait un pauvre au baron Rapineau, sur le seuil d'un restaurant. — A-t-il de la chance, cet animal-là ! riposta le baron. » Le pauvre, consommant plus d'air que le riche, *se consume* aussi davantage ; mais, par un contraste cho-quant, remarqué déjà par Lavoisier (peu suspect de socialisme, celui-là !), l'homme riche jouit d'une abondance alimentaire qui, physiquement, lui est plus nuisible qu'utile, et que la nature, *sans les fautes de nos institutions Sociales*, destinait plutôt au pauvre laborieux !

Le vieillard mange souvent plutôt par dilettan-tisme que par appétit véritable : « **La gourman-dise, comme l'a dit Bichat, est le dernier fil auquel est suspendu le bonheur d'exister.** » Il faut modérer pourtant et réfréner ces penchants vers la vie à table, fréquemment funestes à cet âge.

La perte d'appétit (inappétence, anorexie) est un symptôme précoce et commun, dans toutes les maladies aiguës et fébriles; un symptôme avancé et inconstant, dans la plupart des affections chro-niques. Chez les enfants et les vieillards, la suppression de l'appétit est parfois liée à une altération cérébrale. Dans l'état de santé, la dimi-nution de l'appétit dérive souvent des repas solitaires, de l'abus du tabac, du café et de certains médicaments; du travail cérébral immé-diatement après les repas, de la sieste, de la sédentarité. La variété alimentaire est une indis-pensable condition de l'appétence : j'ai ouï dire qu'en Écosse, lorsqu'un domestique entre dans une maison, il stipule, d'abord, comme condition, qu'on ne lui donnera du saumon à manger que deux fois par semaine seulement....

Les passions tristes, le spleen, l'hypocondrie et surtout l'envie, « ce monstre aux dents de rouille » dont parle le poète *(livent rubigine dentes)*, sont des causes d'anorexie. Parfois, j'ai vu ce symptôme rivé, pour ainsi dire, à une faiblesse native et irrémédiable de l'estomac, qui déjà se traduisait dès le sein même de la nourrice. On conçoit l'iliade des maux qui font cortège à la perte d'appétit, le système digestif étant la source et le fondement de toute vie nutritive. Chez les anémiques, le besoin de réparation finit par se taire : que de jeunes filles mangent seulement par raison !

D'autres fois, l'appétit s'exagère, sous forme de boulimie ou faim-valle, sorte de folie famélique, vorace et insatiable, continue ou paroxystique. Quoiqu'en disent les auteurs, la boulimie est assez rare comme symptôme du ténia et du diabète (1). Elle est fréquente chez les névro-

---

(1) Sur plus de 400 diabétiques que j'ai personnellement observés, j'ai constaté deux ou trois fois seulement une faim véritablement exagérée.

pathes et les aliénés : Rostan a soigné un épilep-
tique qui mangeait normalement 12 kgr. de pain
dans les vingt-quatre heures. On trouve, dans
la science, la curieuse observation de Bijou,
gardien du Muséum, qui dévora, un jour, entière-
ment le cadavre d'un lion mort de maladie ;
et le cas, plus monstrueux encore, de Tarare,
magistralement relevé par le célèbre Percy. Bijou
était un aliéné, très amusant, du reste, qui avait
basé une nouvelle classification des animaux sur
la nature, la forme et la saveur de leurs excré-
ments. Quant à Tarare, il se faisait un jeu de
dévorer des chiens et des chats vivants, et, placé
à l'hôpital de Versailles, il buvait le sang des
saignées et dépeçait les cadavres. Ce monstrueux
malade succomba, du reste, aux atteintes d'une
diarrhée infectieuse incoercible.

Lorsque l'appétit est ainsi dépravé, on dit
qu'il y a *pica* (ce qui veut dire : *pie*, peut-être à
cause de la bizarrerie des goûts de ce volatile
bigarré ?) Le pica est assez commun chez les
hystériques, les chlorotiques, les femmes enceintes
et réclame une surveillance continue, à cause des

accidents possibles. Les perversions du goût affectionnent particulièrement : les fruits verts, le charbon, la terre, la craie, les gants de peau, le papier, l'encre, les mouches, les araignées, etc.... J'estime que, dans ces cas de faim-valle, de pica et de malacia, la suggestion mentale pourra être avantageusement essayée comme traitement.

L'appétit s'entretient et se règle par la sobriété, l'heure fixe dans les repas, l'exercice régulier au grand air matinal, l'hydrothérapie suivie de frictions sèches. Tous mes lecteurs savent ce que je pense des apéritifs du limonadier, véritables pinces-monseigneur de l'estomac! (1)

Chez les femmes et chez les sujets nerveux, l'ingénieuse variété des mets, les aliments froids, les assaisonnements agréables, pourront, assez souvent, vaincre l'inertie tyrannique de messire Gaster. Certains hors-d'œuvre piquants et sapides, tels que les crevettes, huîtres, radis, melon, cornichons, peuvent, à cet égard, jouer un rôle utile. Je conseille aussi, avec succès, la

(1) Voir : *Docteur E. Monin. — L'Alcoolisme* (passim) et *l'Hygiène de l'estomac.*

chicorée cuite. Il ne faut jamais abuser des épices, qui développent d'abord l'appétit, pour le ruiner ensuite. Quand la langue est recouverte d'un épais enduit, il importe de la décaper avec un linge rude ou un collutoire chlorhydrique, afin de mettre a nu les papilles du goût et de faire renaître l'appétence.

Chez les vieillards, un bol de bouillon froid dégraissé, pris une heure avant le repas, et quelques gouttes de noix vomique, en teinture, immédiatement auparavant, redresseront l'appétence digestive, émoussée et débile. Il va sans dire qu'adultes et vieillards doivent toujours sortir de table avec un reste d'appétit. C'est là une règle d'hygiène dont j'ai, dans mon livre sur l'*Estomac*, développé la raison d'être et la haute importance pratique....

· Contre les fringales des dyspeptiques et des convalescents, je prescris habituellement, trois fois par jour, six gouttes d'un mélange d'élixir parégorique et de teinture de chanvre indien, à parties égales, à prendre dans un demi-verre d'eau de Vals (source Saint-Jean).

CHAPITRE III

L'alimentation, considérée dans ses rapports avec les maladies d'estomac.

D'une manière générale, le régime alimentaire peut se diviser en deux grandes classes : régime débilitant, régime reconstituant. Chacune de ces classes a ses indications spéciales pour la cure des troubles digestifs et des maladies qui assiègent la nutrition.

L'alimentation débilitante comprend tous les nutriments rafraîchissants ou relâchants : les acides (oranges, citrons, fruits en général. oseille, verjus, salades, etc.), augmentent les sécrétions alvines et éliminent copieusement les mucosités et saburres du tube digestif. Les gommes, le miel, les aliments gélatineux et mucilagineux, que Celse dénomme si justement *nutrimenta imbe-*

cillimæ materiæ, possèdent des propriétés plus
relâchantes qu'alibiles et trouvent leurs indications dans le régime des sujets congestifs et
pléthoriques.

L'alimentation, toutefois, peut rester laxative,
tout en étant réparatrice, analeptique, reconsti-
tuante. C'est ainsi que le régime du lait, des
huiles, des graisses, de la crème, du beurre,
des féculents (bouillies de céréales, nutritine Déjardin, pâtes alimentaires), des poissons d'eau douce
et des viandes blanches, est, à la fois, doux et puis-
sant pour la régénération organique. Un excellent
régime tonique, pour les gens débiles, à estomac
délicat, comprend : les viandes gélatineuses, les
poissons blancs, les œufs, les végétaux amers et
âcres; et comme boisson, l'*hydrogala* de Sydenham,
qui est tout simplement un mélange, à parties
égales, de bon lait et de tisane d'orge. J'ai
reconnu, par expérience, que, pour les nerveux,
aujourd'hui légion, aucun tonique ne vaut ce
régime, longuement suivi.

Nombre de sujets affaiblis ne sauraient
supporter les viandes noires ni le vin, que la

théorie nous indique, pourtant, comme les prototypes de la toni-régénération. Presque tous supporteront le régime féculent et albumineux, avec la bière comme boisson : il concorde mieux avec leurs moyens digestifs et devra toujours être préféré, comme assimilé à coup sûr.

L'alimentation hygiénique varie étrangement, on le sait, avec les climats, les saisons, les professions, les tempéraments, l'âge, le sexe, et surtout les goûts et habitudes : car rien de plus personnel que l'estomac, rien de plus tyrannique ! C'est, en quelque sorte, un animal dans un autre animal.

De plus, il n'existe pas un seul aliment qui ne possède, sur nos divers tissus et organes, son rôle spécifique, son mode de réaction particulière. C'est pourquoi la seule question du régime alimentaire est assez étendue et assez passionnante pour occuper l'existence entière d'un travailleur. J'ai essayé, dans les quatre cents pages de mon livre l'*Hygiène de l'estomac* (1), d'exposer, à ma manière, les linéaments de cet

(1) O. Doin, éditeur (nouvelle édition).

art, si difficile, de l'alimentation; mon livre a,
certes, une valeur, lorsque je le compare aux
traités similaires; mais il est bien peu de chose,
hélas! quand je le considère en lui-même....

* **

La durée du séjour des **aliments** dans le
réservoir gastrique est une précieuse indication
pour l'hygiéniste désireux de libeller des régimes
rationnels. On la connait par des expériences
faites sur des sujets possesseurs de fistules gastriques ou bien se prêtant complaisamment aux
sondages explorateurs. Parmi les aliments qui
séjournent le moins dans l'estomac (une à deux
heures), citons, par ordre de digestibilité : le
riz, les œufs crus, les pommes cuites, les cerises
cuites, les pommes de terre bouillies, le pain de
ménage bien cuit. Séjournent de deux à trois
heures : le raifort, le chou-fleur, les biscuits,
la purée de haricots, les huîtres, les poissons
légers, les œufs mollets, les épinards, l'oseille.

De trois à cinq heures et plus : les pois, lentilles, choux, rôtis de bœuf, de veau et de porc, œufs durs, poissons compacts et graisseux. Il va sans dire que les condiments, le vin, l'alcool *en petite quantité*, accélèrent la digestion stomacale. Mais c'est la pepsine, c'est l'acide chlorhydrique, qui possèdent, sur elle, la plus grande action. Les Américains, que leur régime habituel de pâtisseries, de fruits crus, de crème et d'eau glacées rend, presque tous, dyspeptiques, ont installé depuis quelque temps, à New-York, Chicago, etc., des distributeurs automatiques de paquets de pepsine, qui obtiennent. parait-il, un grand succès.

L'abus des sauces savantes est souverainement nuisible et Celse en a exposé, il y a plus de dix-huit cents ans, les raisons, qui sont toujours péremptoires : d'abord, on en mange trop, leur agréable saveur excitant l'appétit; ensuite, même en petites quantités, les ragoûts se digèrent plus malaisément que les viandes grillées, rôties ou braisées, sans sauces grasses ni condiments incendiaires!

Pour activer la digestion des graisses et guérir en même temps la constipation par insuffisance biliaire, je préfère, à la pancréatine, le fiel de bœuf, que je prescris en capsules *kératinisées* (de 50 centigr. à 1 gr.), afin qu'elles ne soient dissoutes que dans l'intestin seulement. Je prescris aussi, volontiers, dans ces cas, le régime des huîtres, riches en principes biliaires et, de plus, laxatives, par l'eau de mer qu'elles renferment : à l'encontre de l'opinion classsique, j'ai vu ces mollusques me rendre de grands services pour le traitement des dyspeptiques hémorroïdaires.

Il faut remarquer que les sujets qui présentent une exaltation de l'acidité normale de l'estomac supportent infiniment mieux les aliments animaux, *même faisandés*, les poissons de mer et les fromages avancés, que les féculents, le pain et le lait. Mais on se trouve toujours bien de supprimer le vin, chez ces malades, et de lui préférer la bière, alcalinisée avec l'eau de chaux. Le café au lait ou le déjeuner, *quelconque*, du matin sera remplacé par un œuf à la coque.

Quant au chocolat, je repousse son usage pour tous les dyspeptiques : c'est un aliment graisseux, indigeste, riche en acide oxalique, ennemi de l'estomac.

On vante beaucoup les cures de raisin et de petit-lait, contre les troubles digestifs qui dépendent du foie. Eh bien ! elles sont bien plus difficiles à faire et bien moins actives que la simple cure de jus d'herbes, consistant dans un verre d'extrait liquide de cresson, laitue, fume-terre, cerfeuil et saponaire, obtenu, à froid, par une presse spéciale, et ingéré, tous les matins, à jeûn, pendant un mois. Riche en sels de potasse et de soude, le jus d'herbes convient surtout, merveil-leusement, aux constipés par insuffisance biliaire. C'est (diront les pontifes de l'antisepsie et du ben-zonaphtol), de la médecine de bonne femme : qu'importe ? si c'est de la médecine qui agit....

On défend, avec raison, aux dyspeptiques, l'usage des pâtisseries. Il en est pourtant, quelques-unes, que l'on peut concéder aux gourmands comme moins indigestes, à la condition, toutefois, d'être bien cuites : les échaudés, les meringues, les biscuits secs anglais, les feuilletés florentins, les pains de la Mecque, sont rarement bien dangereux. La digestibilité des aliments, c'est-à-dire la somme de résistance qu'ils opposent aux sucs digestifs, est, du reste, essentiellement variable et (je ne me lasserai pas de le répéter) impossible à déterminer, dogmatiquement, d'une manière absolue (1).

Aussi, est-il impossible de prendre, comme indications de diagnostic et de traitement, l'épreuve du premier déjeûner, ainsi que l'ont conseillé quelques auteurs. La digestion du thé au lait avec un croissant, ou les sensations anormales (chaleurs, aigreurs, crampes, éructations, pesanteurs, développements gazeux) déterminés par l'ingestion d'un bol de café au lait, plus ou moins sucré, au réveil, ne prouvent rien ni pour, ni contre, la dyspepsie irritative ou atonique. La preuve, c'est qu'on peut guérir bon nombre de troubles digestifs anciens et accentués, au moyen de la suppression pure et simple, du premier déjeûner !

(1) Voir, plus loin, au chapitre XV, la *gastralgie* (note finale), les dernières recherches de Penzold à cet égard.

Chapitre IV

Les empoisonnements alimentaires.

L'ingestion de certains aliments est suivie, parfois, des perturbations digestives les plus graves, dont les symptômes sont, assez fréquemment, confondus avec ceux du choléra ou d'un empoisonnement. Ce sont, d'ailleurs, de véritables phénomènes toxiques, consistant en : pesanteurs d'estomac, malaises, nausées, vomissements, vertiges, courbature générale et brisement des forces, crampes dans les membres, sueurs froides, etc.... Le ventre est douloureux, sans être notablement ballonné : le foie et la rate sont augmentés de volume et sensibles à la pression ; la gorge est sèche ; le pouls ralenti et la chaleur fébrile nulle (il y a, le plus souvent, tendance marquée au refroidissement et à la syncope) ; fréquemment aussi, et comme symptôme tardif, on constate de la diarrhée fétide.

Nous assistons, en somme, au scénario, exagéré, de l'indigestion : et l'on sait que cette dernière entraîne, parfois (en dehors de toute toxicité alimentaire), des symptômes cérébraux ou cardiaques fort graves, bien faits pour induire en erreur le diagnostic.

Les accidents se manifestent de deux à six heures après l'ingestion alimentaire de mauvaise qualité. Leur durée varie de un à trois jours; leur pronostic est, d'ordinaire, favorable. Mais on a vu des cas de mort par paralysie du cœur, et j'ai, diverses fois, constaté la persistance de la dyspepsie, à la suite d'une intoxication de cette nature.

Quels sont les aliments suspects d'entraîner des symptômes d'empoisonnement ? Ce sont surtout les viandes altérées et putréfiées : mais il peut arriver que les plus dangereuses ne traduisent pas toujours, par des signes sensibles au goût ou à l'odorat du consommateur, les périls toxiques qu'elles recèlent. Il s'agit, en effet, le plus souvent, des *ptomaïnes*, ces poisons subtils et foudroyants pour certains animaux inférieurs. Les ptomaïnes prennent naissance au cours de la putréfaction : elles causent des symptômes qui, tantôt, se rapprochent de ceux de l'empoisonnement par la belladone ou les solanées vireuses, tantôt revêtent le masque du choléra ou de la fièvre typhoïde. Il y a longtemps, d'ailleurs, que Bouillaud prétendit, par des expériences faites sur les animaux, provoquer les symptômes typhoïdes avec le seul régime des viandes gâtées. Et, de fait, nombre de cas d'empoisonnements alimentaires ont été pris pour des cas de fièvre typhoïde....

**
* **

Un genre d'aliments fréquemment suspect de recéler des germes nocifs pour l'organisme, ce sont les conserves de viande mal préparées, insuffisamment stérilisées dans leurs boîtes. M. Cassedebat, de Marseille, qui a expérimenté un certain nombre de ces conserves, donne, pour prévenir les accidents, d'excellents conseils de

perfectionnement pratique. Si, dit-il, le couvercle,
muni d'une très petite ouverture, était soudé
à la boîte, avant la cuisson de la viande, les
chances de contamination seraient fort réduites,
en raison de l'étroite porte d'entrée réservée
alors aux germes. Elles seraient à peu près
supprimées, si la petite ouverture était armée,
extérieurement, d'un tube bouché avec du coton,
afin de laisser passer les vapeurs dégagées par
la cuisson et d'empêcher la contamination par
les germes extérieurs.

Les manifestations toxiques déterminées par
ces aliments avariés, ou simplement avancés,
consistent essentiellement dans des symptômes
d'irritation gastro-intestinale : douleur au creux
de l'estomac, soif, vomissements, diarrhée, fièvre
plus ou moins vive et phénomènes nerveux
variables, suivant la manière dont réagit l'organisme intoxiqué. Certains cas graves ont pu en
imposer pour des attaques de fièvre typhoïde
ou de choléra; ce qui n'a rien d'extraordinaire,
lorsqu'on connaît le pouvoir délétère des *plomaïnes*,
sécrétions virulentes et hypertoxiques des microbes

infectieux.... Parfois, les produits putrides existent sur l'animal vivant (*leucomaïnes*), sortes de produits de décomposition avant la lettre, provoquées par une maladie grave du sang. C'est pourquoi l'inspection des viandes (comme nous l'avons déjà dit et répété bien des fois) a au moins autant d'importance sur l'animal vivant (viandes sur pied) que dans les halles et marchés qui débitent les articles de consommation journalière (1).

Pour la conservation des viandes, on sait que c'est encore la réfrigération qui est le système le plus satisfaisant, au point de vue de l'hygiène, à la condition, bien entendu, d'employer le courant d'air sec comprimé, qui conserve indéfiniment à la chair, sous une croûte mince de 3 à 4 milimètres, la succulence et la valeur alibile de la viande fraîchement abattue. De plus, elle est extrêmement saine et absolument stérilisée de tous ses germes parasitaires ou putrides. Il est donc à souhaiter que la conservation par le froid, qui alimente déjà Londres, Glasgow, Genève, etc.,

(1) Voir, surtout nos ouvrages : *L'Hygiène de l'estomac* et *La Lutte pour la santé*.

d'une viande moitié moins chère et absolument
aussi bonne que celle d'Europe, devienne, chez
nous aussi, le procédé d'élection, supplantant
tous les autres systèmes de conserves. Il suffit
de dégeler, graduellement, dans les chambres
frigorifiques disposées à cet effet, les viandes
importées d'Australie, de New-Zealand ou de
la Plata, de façon à les livrer, au fur et à
mesure, à la consommation. Et si nous sou-
haitons à cette méthode française, le système
frigorifique, de prévaloir dans notre pays qui
l'a vu naître, ce n'est point que nous espérions
que nos bouchers diminueront leurs prix élevés,
comme l'ont fait ceux de Londres; c'est surtout
afin que notre armée ne souffre plus de ces
empoisonnements alimentaires, assez fréquemment signalés chez elle, surtout aux époques de
grandes manœuvres.

Quand on sait la fréquence des conserves
animales mal préparées, on peut s'étonner que
les accidents toxiques ainsi produits ne soient pas
plus communs !

On devrait rigoureusement rejeter de l'alimentation celles qui ont fait *gondoler* leur boîte, le couvercle étant, alors, soulevé par les gaz nés de la décomposition. Chaque boîte, une fois ouverte, devra être consommée en entier : on ne laissera jamais la boîte *en vidange*, sous peine de voir proliférer et se revivifier les germes et produits toxiques (embaumés et annihilés, tant que la conserve demeure abritée du contact de l'air). On se méfiera, surtout, des conserves de sardines, de homard, de langue de bœuf, qui (dans les nombreuses observations que j'ai compulsées) sont, le plus communément, coupables d'accidents.

Le poisson frais (surtout les petits poissons blancs) sont très sujets aux avaries : les toxines s'y développent très promptement. On connaît les accidents causés par la morue rouge, mal salée et mal séchée. Pour les huîtres et les moules, l'intolérance de certains estomacs est bien connue : mais c'est pendant la saison chaude que la ptomaïne dite *mytilotoxine*, développée dans le foie de l'animal, acquiert le *maximum* de ses propriétés toxiques. Méfions-nous aussi des huitres *laiteuses*, que l'on rencontre surtout au moment du frai.

La viande de porc, sous forme de saucisses et de charcuteries diverses, le pâté de foie gras et les pâtés de gibier font fréquemment partie des aliments dangereux, d'autant plus que d'habiles condiments viennent masquer la nauséeuse odeur et la fraîcheur douteuse de ces préparations culinaires si commodes et si populaires. Les Allemands ont donné le nom de *botulisme* aux accidents toxiques, fréquemment constatés dans les pays d'outre-Rhin, à la suite de l'ingestion de certaines saucisses avariées, riches en microbes et en alcaloïdes de la putréfaction.

Outre ces aliments, je signalerai aussi, comme dangereux, les légumes vieux et principalement les choux et haricots; les fruits *échauffés*, c'est-à-dire ayant subi un commencement de pourriture; le lait et le beurre avariés, etc.... Pour éviter les accidents par les champignons, nos lecteurs savent qu'ils doivent s'abstenir de tous ceux qui ne proviennent pas de *couches* (1).

(1) Voir notre *Hygiène de l'Estomac*.

Le tribu. al civil de Carcassonne a, dernièrement, à propos de champignons, rendu un arrêt,
fort intéressant pour tous ceux qui ont à cœur
les progrès de l'hygiène sociale et de la police
sanitaire. Il a condamné la ville de Carcassonne
à payer des indemnités (de 100 francs et de 50 fr.)
à deux de ses habitants, rendus malades par
des champignons achetés sur le marché public
de la ville, à l'endroit spécialement affecté à
la vente de ces comestibles : « *Attendu*, dit
l'arrêté, que les champignons, suspects par leur
nature, doivent faire, de la part des inspecteurs
des marchés, l'objet d'une surveillance d'autant
plus active et attentive; *attendu* que les contri-
buables qui achètent des champignons au marché
sont évidemment en droit de penser que cette
vérification a eu lieu : *Condamne*, etc., etc. »

Si tous les Français, victimes d'empoisonnements alimentaires, imitaient la conduite des
deux habitants de l'Aude et s'adressaient au
Parquet, en assignant leurs empoisonneurs en
paiement de dommages-intérêts, nous verrions

bientôt cesser tout un commerce, très florissant, de denrées corrompues ou toxiques.

Pour ce qui est des champignons, qui causent, tous les jours, des accidents mortels, il importe de suivre, à la lettre, les conseils donnés par M. J. Moyen : Méfions-nous de ceux qui changent de couleur lorsqu'on les entame; de ceux qui possèdent une odeur ou une saveur désagréables, un pied élancé, une collerette rabattue, à feuillets blancs, en même temps qu'une sorte de bourse à la base du pied ou des verrues blanches ou grisâtres sur le chapeau. Il faut bien savoir aussi que, même appartenant à des espèces comestibles, les champignons peuvent être dangereux, lorsqu'ils sont trop anciens ou lorsqu'ils ont été recueillis par un temps humide. La macération dans une *eau fortement vinaigrée ou salée* atténue, jusqu'à un certain point, les dangers d'empoisonnement. Nous avons, d'ailleurs, longuement insisté sur tous ces faits, dans notre ouvrage l'*Hygiène de l'Estomac.* Ce qu'il y a de particulièrement grave à noter, pour cet empoisonnement alimentaire, c'est que les effets toxiques se produisent, assez fréquemment, plusieurs heures après l'ingestion des champignons, alors que le vomitif est devenu impuissant, l'absorption ayant déjà accompli son rôle et le poison se trouvant charrié dans le torrent circulatoire....

*_**

J'ai dit qu'on a attribué à des poisons chimiques animaux (les ptomaïnes), la majeure partie des accidents produits. Mais cette interprétation est loin de s'appliquer, suivant moi, à tous les empoisonnements alimentaires. Certains virus et parasites infectieux ont aussi leur vénénosité évidente. Que de cas d'empoisonnements, par la viande de vache consommée après la parturition; par la chair de veau ou d'agneaux trop jeunes; par celle de lièvre ou de chevreuil frais, mais *forcés* à la chasse, etc., etc.!.. Il est certain qu'une même explication ne saurait convenir à tous ces faits, d'ordre si différent. J'estime aussi que *le terrain* joue, dans ces drames toxiques, un rôle immense : presque tous les sujets atteints gravement sont *des malades* en puissance préalable d'une lésion ancienne du foie, des reins, de l'estomac, etc....

A elle seule, l'incapacité digestive pour certains produits alimentaires est susceptible de rendre compte au clinicien de bien des accidents. Pour éviter les effets toxiques par *ingesta*, il importe, d'abord, d'avoir tous les organes anatomiquement *sains* et s'acquittant parfaitement de leurs fonctions. L'estomac doit peptoniser les viandes; le foie, tamiser et détruire les poisons, auxquels il sert, en quelque sorte, de barrière pour le sang. Quant aux reins, aux intestins, aux poumons et à la peau, ce sont les *émonctoires*, dont l'intégrité permet une élimination régulière des substances contraires au jeu normal de notre nutrition physiologique. Ah ! comme il a raison, l'illustre écrivain de la *Cité de Dieu*, lorsque (dans un sens moral et emblématique), il pose cette axiome vital, si profondément juste : *Sanis omnia sana !*

Tout organisme incapable de se défendre contre les toxines devra s'astreindre à ne manger que des aliments frais, bien cuits : viandes braisées ou bouillies, poulet au riz, ragoût de mouton, fricandeau, veau à la gelée, bœuf à la mode, pieds de mouton, pieds de porc panés, etc., etc. Il s'abstiendra de gibier, poissons, crustacés, mollusques, charcuterie, conserves, fromages faits, champignons, etc.... Il fera prédominer, dans son régime habituel, les viandes précédentes, auxquelles il ajoutera : les œufs frais, les panades, les bouillies féculentes, les purées, les légumes verts bien frais et les fruits cuits....

Que faire, maintenant, si l'on se trouve en présence d'un cas d'empoisonnement alimentaire ?

Le traitement des accidents consiste à évacuer, par un vomitif, le contenu de l'estomac. Le malade est mis au lit avec des boules d'eau chaude : on lui fait prendre du thé bouillant, additionné d'un peu d'eau de mélisse ou d'esprit de Sylvius alterné avec du café au rhum ; le lendemain, on prescrit une purgation au calomel (o gr. 50) pour agir surtout sur le foie et des frictions excitantes sur la peau. Si l'on a quelque raison de suspecter un empoisonnement par les ptomaïnes, le régime alcalin (lait et eau de chaux ; lavements au benzoate de soude, etc...) nous paraît être la médication antidotique par excellence, c'est-à-dire *de choix*.

Il faut éviter toujours, dans nos repas, la surcharge des aliments et des boissons. Lorsque nous avons trop bu ou trop mangé et que nous sommes malades, n'accusons pas invariablement (comme on a trop de tendance à le faire aujourd'hui, hypocritement) les adultérations des denrées alimentaires. Accusons, d'abord, notre propre intempérance et prenons, pour l'avenir, de bonnes résolutions de sobriété !

Rien n'est plus nuisible à la cause de l'hygiène alimentaire que les décrets de prohibition appliqués, en bloc, à certains aliments, comme le décret Tirard, édicté en 1880, contre les jambons américains, sous le fallacieux prétexte de *trichinose*. En réalité, la politique protectionniste doit être rendue responsable de ce mauvais décret, de cette mauvaise action, mise, avec fourberie, sur le dos de la police sanitaire....

En effet, les jambons américains constituent, (personne ne saurait le nier), une ressource alimentaire des plus précieuses pour le pauvre. Quant aux dangers de trichinose, ils n'existent guère que pour les consommateurs ne faisant pas subir à leurs viandes la cuisson nécessaire, garantie unique d'une innocuité absolue. Si les épidémies de trichine humaine sont aussi fréquentes en Allemagne, cela tient simplement aux habitudes culinaires des Allemands; mais jamais ces épidémies n'ont été causées par les viandes d'importation américaine; les documents officiels du Bureau impérial d'hygiène de Berlin en font foi.

A quoi donc ont abouti, pour nous, neuf années de prohibition (1881-1890)? M. Whitelaw Raid va nous le dire. Nous avons privé la douane française d'une perception de droits évaluée à 36 millions environ; nous avons privé de fret nos steamers et nos marchands français d'un article lucratif; enfin, nous avons dépouillé nos classes laborieuses d'un aliment riche et bon marché. Le ministre des États-Unis a donc raison de conclure que le rappel des décrets prohibitifs a été non seulement de bonne politique envers une nation qui est notre amie historique, mais encore et surtout un acte de devoir et d'équité. Si cet acte, d'ailleurs, avait été différé, les Américains étaient tout disposés à user de représailles envers nos vins (trop communément suspectés de falsifications par nos chimistes eux-mêmes) : il faut craindre ces représailles, fort possibles en ce temps de *copyrights* et de *bills* Mac Kinley!... Or, songez alors à l'affolement de notre marché, privé d'un de ses plus fructueux débouchés ! Il n'est déjà point si satisfait, le commerce de France!...

On conçoit clairement que les Américains ont tout intérêt à nous expédier des viandes saines, *fully cured*, qu'une salaison bien faite et une préparation soignée mettent à l'abri de tout parasitisme. Tandis que, pour les vins, l'art de les frelater est si complet, si facile, si ancien, et... (tranchons le mot), si avantageux pour le négociant, que nos vins seront toujours beaucoup plus suspects, hélas! que leurs jambons....

Dont avis aux protectionnistes outranciers, qui n'hésitent jamais à charger nos estomacs des victuailles les plus sophistiquées..., pourvu qu'elles soient nationales !

***

Il m'est impossible, on le comprend, dans un livre de nature essentiellement médicale et pratique (comme l'est celui-ci) de traiter plus longuement la question didactique de la falsification alimentaire. C'est d'ailleurs un devoir dont je me suis acquitté largement dans mes publications antérieures (1). Je dirai seulement qu'il serait facile de démontrer, chiffres en mains, que les laboratoires d'analyses, par le seul effet moral de leur existence, diminuent singulièrement les agissements coupables des fraudeurs. Déplorons, toutefois, l'absence d'une législation internationale, seule capable de guérir cette lèpre industrielle, entretenue par le désir malhonnête d'un gain illicite. On ne saurait faire un meilleur usage des lois qu'en les appliquant largement à ces ennemis, implacables et criminels, de la santé publique. Mais la sophis-

(1) Voir, notamment, l *Hygiène de l'Estomac.*

tication alimentaire a absolument besoin d'être définie, d'une façon nette, dans une sorte de Codex international, par une entente entre gouvernements. C'est la seule manière pratique de dépister les fraudes, dès leur naissance, et de faire fermer les usines où la falsification se fabrique en grand, tout en appliquant au fraudeur, quel qu'il soit, les pénalités judiciaires que mérite le vol, plus ou moins compliqué d'empoisonnement....

Le laboratoire municipal fait aujourd'hui partie intégrante du mécanisme de toute grande cité. Il lui est devenu aussi indispensable que peuvent l'être les services de salubrité ou d'assistance : il ne disparaîtra que lorsque toute protection publique contre le monde des fraudeurs sera devenue inutile, — c'est-à-dire *jamais*.... Il est de ces institutions qui sont consolidées par certaines attaques.

CHAPITRE V

De l'embarras gastrique.

L'embarras gastrique consiste en un état saburral de la muqueuse de l'estomac, fréquemment compliqué d'état bilieux. C'est, anatomiquement, une sorte de catarrhe aigu, de gastrite superficielle, dans la formation de laquelle les fermentations putrides alimentaires jouent, presque toujours, un rôle actif. Fréquent chez les adultes des deux sexes, l'embarras gastrique sévit souvent à l'état épidémique, principalement pendant les chaleurs humides de l'été et de l'automne. Il semble favorisé aussi par les brusques changements de température, l'abus de la glace, des fruits et du gibier, les repas trop rapides, les veilles et les fatigues de toute nature, les écarts de régime, la lecture pendant les repas, les affections morales tristes, etc., et toutes les causes, enfin, énumérées par la tradition médicale, pour expliquer les troubles gastriques en général.

La perte d'appétit, le dégoût des aliments substantiels, une sensation d'empâtement buccal, de saveur à la fois amère et fadasse, avec plénitude et sensibilité à l'épigastre, annoncent d'ordinaire l'embarras gastrique. La langue se recouvre d'un enduit limoneux et blanchâtre, image et reflet de la saburre de l'estomac. Le malade a soif; il se plaint d'une pesanteur de tête, à localisation frontale ou sus-orbitaire; d'un malaise général, entrecoupé de nausées et de rapports nidoreux. La constipation est de règle. Un mouvement fébrile marqué, des urines rares, épaisses et foncées, un *facies* livide et jaunâtre, en imposent parfois pour les débuts d'une maladie grave. Les malades frissonnent, courbaturés, inaptes à tout travail. Fréquemment, une barre abdominale douloureuse et la production de borborygmes indiquent la participation de l'intestin à cet état catarrhal de l'estomac.

Le début de l'embarras gastrique est, assez communément, lent et cauteleux; sa durée dépasse rarément une huitaine de jours, lorsqu'il est bien soigné. Mal traité ou abandonné à lui-même, il peut fort bien dégénérer en fièvre muqueuse ou en dyspepsie chronique. Il faut reconnaître, en effet, à l'instar de notre maître regretté M. Peter, l'existence de *séries morbides :* de l'embarras gastrique à la fièvre typhoïde, de la courbature simple au rhumatisme aigu, de la bronchite à la pneumonie, existe une chaîne ininterrompue : *natura non facit saltus....*

J'admets, même, une forme chronique et essentiellement récidivante de l'embarras gastrique, qu'il serait injuste et inexact de ranger parmi les dyspepsies. L'embarras gastrique à *répétitions* est très dangereux pour l'organisme, eu égard aux auto-intoxications qu'il détermine, sournoisement. Les découvertes contemporaines n'ont-elles point corroboré la véracité de cette vieille doctrine de la *saburre*, que les *humoristes* faisaient pénétrer dans les vaisseaux et rendaient ainsi responsable de l'empoisonnement *totius substantix* par des produits morbifiques incompatibles avec l'ordre et la santé de l'économie vivante ?

L'embarras gastrique se juge ordinairement par trois phénomènes critiques : les sueurs générales, l'herpès des lèvres, une diarrhée plus ou moins copieuse. Le meilleur traitement consiste dans l'administration de la poudre d'ipéca récente : deux paquets d'un gramme, pris à cinq minutes d'intervalle; boire, ensuite, le plus possible d'eau tiède, par demi-verrées, pour faciliter le vomissement. Le malade sera tenu à la diète pendant vingt-quatre ou trente-six heures; on lui permettra seulement la tisane d'orge, la limonade peu sucrée, les boissons amères non alcooliques.

L'état bilieux sera dissipé par des cachets, pris pendant quatre ou cinq jours, avant chacun des repas, et composés d'un peu de rhubarbe, de quassine et de noix vomique pulvérisés. Il ne faut pas revenir trop vite au régime normal; on se contentera, pendant quelques jours, d'aliments lacto-farineux, œufs à la coque, poulet rôti, diète adoucissante et de facile digestion, dont, l'effet, comme le dit excellemment Brillat-Savarin, se rafraîchit à chaque repas et finit par subjuguer toutes les parties de l'individu.

Dans les embarras gastriques à répétition, il faut rechercher surtout les aliments qui conviennent aux forces digestives et n'irritent point l'estomac. C'est l'affaire du médecin, mais surtout du malade qui sait s'observer : vous savez, lecteur, qu'appliqué bien à propos, tout aliment est un remède. Je vous l'ai dit et répété, à toutes les pages de mon *Hygiène de l'Estomac*. On triomphe souvent de la susceptibilité gastrique, en remplaçant par les boissons alcalines légères, prises aux repas, les boissons fermentées dont nous usons et abusons dans la vie journalière. Mais ce qui réussit le mieux, contre cette prédisposition dyspeptique, c'est l'exercice. Voyez comment digèrent les paysans et les soldats soumis à la nourriture la plus indigeste et la plus grossière!

Bérard fait faire à deux chiens le même bon repas. L'un des deux est enfermé, et l'autre mené à la chasse. On les tue à la même heure. Chez le premier la digestion se trouve peu avancée, chez l'autre, elle est complète. N'exagérons pas, toutefois, l'exercice, et souvenons-nous qu'un cheval lancé au grand galop digère moins vite qu'un cheval qui trotte (expériences de Renault, d'Alfort) (1).

C'est par le principe de la solidarité fonctionnelle que nous digérons (comme on l'a dit), avec nos jambes. L'exercice appelle la nutrition dans les organes moteurs, accroît la nutrition, la circulation et l'innervation musculaires, empêche les obstructions du foie et des viscères. Pratiqué avant le repas, il rend plus aisé et plus énergique l'acte assimilateur, en poussant davantage au besoin de réparation. Pratiqué après le repas, il élève la température de l'estomac, si utile à la coction du chyme; il favorise, par les succussions répétées qu'il sollicite, le brassage des aliments et les contractions vermiculaires des tuniques du tube digestif. Hippocrate remarquait déjà que les athlètes, quoique mangeant tous les jours huit livres d'aliments, rendaient des excré-

(1) Voir, dans l'*Hygiène des Riches*, au chapitre *de l'indigestion*.

ments durs et peu abondants : c'est la preuve, simplement, d'une assimilation nutrimentaire plus absolue.

Lorsque l'état gastrique s'accompagne de vomissements, hoquet, fétidité de l'haleine (chez les buveurs qui prennent plaisir à brûler leur muqueuse gastrique par les alcools ou à la congeler par les boissons glacées,) je prescris, si le sujet est pléthorique, quelques sangsues à l'épigastre (que je remplace par des pointes de feu chez les débilités), et dix grammes de magnésie calcinée, deux fois par jour, dans une émulsion d'amandes. J'accorde aussi un crédit mérité au charbon de peuplier, à la dose de 3 à 6 cuillerées à soupe par jour. Cette poudre, excellent pansement de l'estomac, calme fort bien l'irritation de cet organe, par une action mécanique et absorbante, analogue à celle des poudres inertes usitées pour guérir l'eczéma et l'intertrigo : je suis convaincu d'avoir empêché, bien des fois, par cette médication fort simple, la muqueuse de l'estomac de se ramollir, de s'exulcérer, chez des malades atteints de catarrhe gastrique et négligé chronique.

Chapitre VI

De l'atonie des voies digestives.

Voilà une affection bien commune : par un
échange continu de mauvais procédés, elle entre
tient, dans les deux sexes, l'anémie et le nervosisme, qui, à leur tour, éternisent le cercle vicieux
morbide, et rendent parfois fort délicat le traitement curatif.

Les origines les plus communes de l'atonie du
tube digestif résident surtout dans une débilité
native de l'estomac et de l'intestin, fréquent
apanage des lymphatiques et des névropathes.
Les influences morales dépressives, les irrégularités dans le boire et le manger, les abus
et les écarts alimentaires sont, après cette disposition héréditaire, les causes d'atonie que l'on
peut invoquer ordinairement.

La distension de l'estomac et de l'intestin par l'accumulation de solides, de liquides et de gaz circulant difficilement : voilà surtout ce qui nous rend compte de la plupart des phénomènes pénibles éprouvés par les malades. La digestion est ralentie, douloureuse; elle est l'occasion de tiraillements d'estomac et d'oppression plus ou moins vive, le jeu du cœur et des poumons se trouvant gêné par le refoulement de ces organes (palpitations des dyspeptiques). Le sujet accuse, fréquemment, des points de côté (surtout au côté gauche) dus aux gaz qui ne peuvent pas sortir. La congestion du foie est, chez eux, assez fréquente, ainsi que celle de la rate. Il y a perversion de l'appétit, parfois fringales, surtout la nuit.

La migraine, les vertiges, les insomnies, l'amaigrissement, les tendances à la syncope ne sont point rares, non plus que le dégoût pour certains aliments; le hoquet, les bâillements et une sorte de *malaise abdominal*, qui représente, en miniature, les crampes d'estomac et les coliques, sont fréquemment aussi observés. Le refroidissement des pieds et des mains est, enfin, un symptôme que je considère comme à peu près constant chez les atoniques de l'estomac.

Le médecin constate, le plus souvent, une diminution de l'acidité du suc gastrique, chez les atoniques : cette diminution rend compte de la difficile digestion des viandes, des œufs et du lait. Mais l'acide de l'estomac (l'acide chlorhydrique) n'est point seulement un digestif, c'est encore et surtout un antiseptique; s'il fait défaut, les aliments se putréfient partiellement. Cela nous explique pourquoi les gaz, les vomissements, les rapports rances, la pesanteur hypogastrique, les malaises, la congestion de la face, les douleurs du ventre à la pression, apparaissent si fréquemment, chez les sujets nerveux et affaiblis, devenus pauvres en acide chlorhydrique.

Nous comprenons aussi pourquoi les atoniques sont si ardents à rechercher le vinaigre (salades, cornichons), la moutarde, le citron, le poivre et les épices, dans le but de suppléer à l'insuffisance d'acidité du suc gastrique dans leur estomac.

Le mal de tête *en casque*, l'apathie, le découragement, le dégoût de se soigner d'une manière rationnelle et la sympathie (souvent cher payée), pour les médications empiriques et ridicules : voilà aussi des traits que j'ai communément saisis chez les atoniques. Mais, à la vérité, le principal symptôme est local : il consiste dans le ballonnement gazeux, le météorisme, causé par l'accumulation tympanique qui augmente le volume de l'abdomen. Certaines parties en deviennent plus saillantes, suivant le siège de l'atonie, la progression plus ou moins rapide des gaz, les spasmes locaux déterminés par les fermentations anormales....

Quelques malades éprouvent de la diarrhée matinale; d'autres, un besoin *lientérique* d'aller à la selle aussitôt après les repas; le plus souvent, on observe des alternatives de diarrhée et de constipation, surtout lorsqu'on n'a pas soin d'empêcher, par des lavements réguliers, l'échéance fatale des *débâcles intestinales*, succédant à un échauffement plus ou moins prolongé. D'autres sujets, enfin, accusent, deux heures environ après les repas, une vive douleur, un peu plus bas que l'épigastre, à droite. Cette douleur est courte, et, lorsqu'elle cesse, tout rentre dans l'ordre. Il s'agit d'un spasme du pylore que, pour ma part, j'ai fréquemment guéri par la pancréatine Defresne et par un régime alimentaire approprié.

Chez les vieillards, l'atonie de l'estomac se complique, fréquemment, de la dégénérescence graisseuse des muscles et des glandes de l'estomac : les aliments ne sont plus ni attaqués chimiquement, ni mécaniquement brassés. Bientôt, une dénutrition cachectique progressive en impose pour le cancer. Cuffer donne, comme signe différentiel, le ratatinement de l'estomac, indice de l'atrophie, tandis que le cancer (même sans tumeur), dilate ordinairement l'estomac.

Les atoniques qui abusent des boissons présentent, ordinairement, des vomissements glaireux ou pituiteux, le matin à jeûn : ils ont aussi, parfois, des selles sanglantes, accompagnées de pesanteurs hémorroïdales. Chez les femmes nerveuses, les coliques, avec selles albumineuses ou membraneuses, ne sont point rares : fréquente aussi est la toux gastrique; l'opiniâtreté de ce

2.

dernier symptôme ne cède que devant un radical changement du régime alimentaire et la prescription de remèdes dont l'activité médicamenteuse s'applique, d'une manière spéciale et élective, au fonctionnement régulier du foie.

Les aliments qui conviennent le mieux aux atoniques sont . les panades, les bouillies de céréales, les purées de viandes et de légumes, et, comme boisson, une bière forte, mais médiocrement gazeuse, du genre du *porter* récent. Lorsque c'est l'atonie de l'intestin qui prédomine, j'insiste surtout sur les viandes blanches braisées, les légumes aqueux en purée, la laitue et la chicorée cuites, les marmelades de fruits, les crèmes renversées aux œufs et au lait. Quand c'est l'estomac qui en est cause, il faut ordonner le régime des dilatés, et, éviter, avec soin, l'excès des liquides et l'usage du pain frais. D'ailleurs, la prescription du régime alimentaire varie étrangement, non seulement selon l'état du chimisme gastrique, mais encore et surtout suivant les causes de l'atonie de l'estomac. Il est bien évident que le régime de l'alcoolisme

ne ressemblera pas à celui de la chlorose, et
que l'on doit traiter différemment le pléthorique
gros mangeur et le malade souffrant d'épuisement
nerveux (neurasthénique).

Même remarque pour les médicaments. Toutefois, les lavements froids antifermentescibles,
les poudres absorbantes (craie, charbon, magnésie),
les amers (gentiane, colombo, noix vomique),
les préparations de s···· :, de quassine, de
Kola-bàh Natton, de r··· arbe et de cascara
conviennent à un assez grand nombre d'atoniques. Aux anémiés, je donne les préparations
ferrugineuses, les eaux minérales de Vals, source
(Saint-Jean), la pepsine et l'acide chlorhydrique,
et je leur présente les aliments sous cette forme,
éminemment assimilable, que Corvisart appelait
nutriment, c'est-à-dire l'aliment ayant reçu, comme
par une sorte de fécondation, l'aptitude à nourrir
et à faire vivre (viande crue, lait, malt, thé de
bœuf, peptones Chassaing). Aux sujets lymphatiques, je recommande d'inaugurer leur repas
par une mince tartine de foie gras, saupoudrée
de chlorure de sodium et d'ammonium en poudre

impalpable. Aux arthritiques, je donne 25 centigrammes de bicarbonate de potasse avant chaque
repas, et, après chaque repas, une goutte d'eau
régale, dans un demi-verre d'eau, pour tonifier
l'estomac et dissoudre les mucus.

Il est toujours indispensable d'augmenter les
combustions vitales ralenties et d'accélérer la
nutrition par l'exercice et par le massage, qui
stimulent l'énergie des tuniques musculaires de
l'estomac et de l'intestin. Les trépidations de la
voiture, la bicyclette et surtout le cheval, l'escrime,
le jardinage et tous les jeux de plein air, solli-
citent la contraction des muscles abdominaux,
dont la vigueur joue un si grand rôle dans
l'accomplissement de tous nos actes digestifs.
Un moyen efficace et commode de faire de la
gymnastique abdominale consiste, étant couché,
à s'asseoir, à plusieurs reprises, sur le lit, les deux
mains croisées à la nuque. On augmente ainsi
la mobilité du ventre et l'on combat l'atonie
(surtout si l'on emploie, concurremment, les
frictions avec l'alcool à 90°).

Les bains salins et sulfureux, l'hydrothérapie

marine et surtout la natation conviennent aux affaiblis et aux anémiques, dont ils augmentent la tonicité gastro-intestinale et rétablissent les excrétions (1).

Il est souvent indispensable, par des ceintures contentives, de fournir au ventre, déséquilibré par des dilatations et déplacements viscéraux, la tutelle indispensable à la marche et aux exercices actifs, que nécessite le traitement rationnel de l'atonie gastro-intestinale. Il faut

(1) Quant au massage, c'est le Docteur Cautru, qui, dans une thèse récente, a le mieux défini ses indications et sa technique :

Le massage de l'estomac est indiqué dans toutes les formes chroniques de dyspepsie, principalement dans les cas où la digestion est ralentie. Le massage superficiel sédatif sera employé dans les cas où les malades sont en proie à des douleurs violentes ; le massage excitant, superficiel ou profond, convient aux cas où l'évacuation du contenu de l'estomac dans l'intestin est en retard, ou lorsqu'il existe de la dilatation de l'estomac à un degré notable. Le massage sédatif profond est indiqué surtout quand il existe de la contracture du pylore.

D'une façon générale, le massage de l'estomac est utile non seulement dans les formes neuro-motrices de dyspepsie, mais dans les cas d'hyperacidité, avec séjour trop prolongé des aliments dans l'estomac.

Le massage est contre-indiqué dans les cas de lésion organique de l'estomac.

aussi, par une douce suggestion morale, par les voyages, les distractions, la suppression du désœuvrement, etc., rétablir la tranquillité de l'esprit et la confiance ébranlée du malade dans sa guérison.

Les intellectuels et les sédentaires doivent, surtout, être mis en garde contre les dangers de la tension cérébrale après les repas : tôt ou tard, nous expions cette grave infraction aux lois impérieuses de la physiologie. J'ai, pour ma part, soigné nombre d'affections sérieuses du tube digestif, auxquelles il était difficile d'assigner une autre origine.

Les personnes qui commencent à souffrir d'atonie gastrique doivent s'habituer surtout à un régime simple et éviter les écarts alimentaires. Cela me remet en mémoire la question posée, un jour, par Desgenettes, à un examen d'hygiène : Où commence la digestion? — Dans la bouche, répondit le candidat : *prima digestio fit in ore.* — Non, Monsieur, c'est dans la cuisine, repartit Desgenettes.

C'est surtout à partir de quarante ans que

l'on éprouve toute la vérité renfermée dans cette
boutade. Chez un jeune homme, l'estomac réparera,
en quelques jours, des mois d'excès : plus tard,
pour réparer quelques jours d'écart, il nous
faudra des mois entiers dé régime et de sagesse !
A partir de quarante ans, l'estomac commence à
exercer, sur ce qui lui est offert, une sérieuse
sélection.

CHAPITRE VII

La Dilatation d'Estomac.

Bien que certaine école médicale ait voulu faire de la dilatation d'estomac la cause première d'une foule de troubles digestifs, il paraît probable que cet état anatomique succède, le plus souvent, à une gastrite plus ou moins ancienne. D'autre part, la dilatation d'estomac ne saurait survenir par le seul fait d'une nourriture surabondante; car, ainsi que l'a fort bien fait remarquer Rilliet, les *polyphages* (gros mangeurs) présentent toujours une disposition d'estomac favorable à leur gloutonnerie. Chez eux, l'ouverture pylorique (bouche gastro-intestinale) est située très bas par rapport au *cardia* (bouche œsophagienne), de sorte que les aliments ne sauraient faire dans l'estomac un bien long séjour.

Toutefois, la surcharge alimentaire, et surtout l'ivrognerie, entraînent, assez souvent, la dilatation : elle s'installe à la faveur d'un catarrhe gastrique ou d'une dyspepsie flatulente mal soignés, et réclame, d'ordinaire, pour se produire, un spasme nerveux ou une contracture du pylore. La dilatation n'est point rare chez les mangeurs de pain et de soupe, chez les buveurs de bière et de lait : toutes ces substances, éminemment fermentescibles et productrices de gaz, doivent être (comme nous le verrons) supprimées du régime des dilatés et remplacées par des aliments plus digestifs et plus réparateurs sous un faible volume, ne stagnant pas, des heures, dans le réservoir gastrique. De même, les graisses, qui donnent naissance à toutes les acidités gazeuses de la fermentation rancique, seront exclues du régime de tout malade souffrant de troubles digestifs : faute de quoi, nous assisterons à l'épuisement progressif de l'énergie motrice de l'estomac, c'est-à-dire à la *dilatation* de cet organe. C'est pour cette raison qu'elle est commune chez les peuples du Nord, très avides de corps gras dans leur alimentation.

Les nerveux, les herpétiques, les arthritiques sont, assurément, prédisposés à la dilatation de l'estomac, par suite d'une sorte de débilité congénitale, d'une laxité, d'une flaccidité, naturelles à leurs tuniques digestives comme à tous leurs tissus en général. Les vieux médecins classent les lymphatico-nerveux parmi les constitutions *à fibre lâche* ou *à fibre molle* : c'est chez ces sujets, surtout, que l'estomac vide se rétracte mal, la cavité de cet organe demeurant, à l'état permanent, largement béante, même à jeûn.

Lorsque un amaigrissement brusque a emporté, comme le dit Trastour, les réserves graisseuses de l'abdomen; lorsque des grossesses répétées ont consommé, entre les divers organes, la rupture de l'équilibre qui les doit unir à l'état normal, fréquemment la dilatation gastrique se trouve créée. C'est qu'alors le relâchement des parois musculaires de l'abdomen, en reculant, indéfiniment, les limites de l'expansion de l'estomac, favorisera la dilatation de ce viscère.

Aussi, les sangles et les ceintures deviennent-elles la pierre angulaire de la guérison des troubles digestifs succédant aux grossesses, aux cures d'amaigrissement, au rein mobile et à toutes les causes viciatrices de la contention normale de l'abdomen. Il est bien entendu que la sangle n'excluera point le régime : il faut toujours éviter soigneusement, chez les dilatables, tout ce qui ressemble aux écarts nutritifs, au surmenage alimentaire, si l'on ne veut ralentir les opérations digestives et faciliter ainsi la putridité du chyme.

Je l'ai dit et répété maintes fois, ici et ailleurs : les épuisés du système nerveux (cette longue théorie des *neurasthéniques*, que l'on dirait, depuis quelques années, sortir de dessous terre!) sont, presque toujours, des déséquilibrés du ventre. Mais, chez les nerveux, la dilatation d'estomac n'est, pourtant, qu'un phénomène secondaire. Depuis longtemps déjà, divers accidents dyspeptiques préludaient, chez le client, à ce symptôme, instaurateur capital du cercle vicieux dans lequel se meuvent ces damnés de l'enfer terrestre! Je crois que, dans ces cas,

le relâchement de l'estomac s'opère, habituellement, par un arrêt *inhibitoire* des mouvements
rythmiques de l'organe. La dilatation chez les
chloro-anémiques semble aussi reconnaître une
origine nerveuse analogue.

En tant que maladie, la dilatation gastrique
n'existe pas isolée : car elle ne se traduirait par
aucun symptôme morbide. Elle se complique
donc toujours de catarrhe de l'estomac, dû aux
irritations continuelles que produisent les stagnations et décompositions alimentaires sur les parois
de sa muqueuse distendue et amincie, c'est-à-dire
affaiblie et *vulnérable* au premier chef. Le dilaté est,
d'ailleurs, un malade qui souffre ordinairement,
dit-il, depuis plusieurs années. Souvent, *il s'est
toujours connu mauvais estomac.* Il a les traits tirés,
mauvaise mine, un teint pâle et luisant, entrecoupé parfois de plaques rosées. Le creux de
l'estomac est sensible aux pressions des vêtements:
la femme la plus coquette est forcée de renoncer
souvent à son corset. Enfin, il est remarquable
que les troubles digestifs à grand orchestre (avec
douleurs vives, insomnie, vomissements, etc...)

surviennent toujours *par crises*, à échéances plus ou moins régulières, mais intermittentes. C'est ce qui différencie la dilatation de l'*atonie*, que j'ai décrite il y a peu de temps. Il faut que l'estomac soit fatigué, rempli, surmené, *forcé*, si j'ose m'exprimer ainsi, pour que la crise tapageuse éclate. Cela ne veut pas dire qu'entre les crises le dilaté ne souffre point : loin de là!

Chez les sujets maigres, on constate, parfois, le ventre *en besace* ou de Kussmaul. Toujours, le dilaté nous accuse, après ses repas, de la plénitude gastrique, une pesanteur plus ou moins lourde, avec gonflement, distension très appréciable, oppression vive et nécessité de déboucler toute entrave à l'expansion ventrale, sous peine de voir augmenter son malaise jusqu'à l'angoisse, et ses tiraillements jusqu'à l'état syncopal.

Examiné dans l'état de vacuité, l'estomac est appréciable, assez souvent, au palper : la percussion donne une sonorité anormale et produit un bruit de *clapotement*, surtout si l'on fait ingérer préalablement un verre de liquide. Le malade perçoit aussi ce bruit, s'il fait un mouvement brusque (s'il monte dans son lit, s'il se retourne vivement, etc.). Parfois, ce sont même (surtout chez les jeunes femmes trop serrées par le corset), des borborygmes bruyants, s'entendant à longue distance....

La digestion est souvent torpide et somnolente, entrecoupée de vertiges (même au lit), de constriction migraineuse des tempes; d'une sensation bizarre d'ardeur et d'*âpreté*, qui tend à remonter jusqu'au pharynx et à la langue même. Les fermentations anormales développent des régurgitations et des renvois acides, qui ne sont pas sans apporter de réels soulagements. Toute la journée, le malade a la bouche sèche, une soif qu'il ne peut calmer; il est ballonné de gaz et très sensible au froid....

L'indigestion des aliments hydrocarbonés favorise la formation des gaz sulfhydriques (renvois d'œufs pourris). Ce sont surtout les œufs en omelette et les mayonnaises qui déterminent ces décompositions : aussi les dilatés devront-ils s'abstenir de ces aliments. Lorsque la flatulence sulfhydrique est très développée (*dyspepsie putride* des anciens), je prescris, avec avantage, de boire, par petites gorgées, un demi-verre d'eau de Seltz avec dix gouttes de chloroforme et un gramme de salicylate de bismuth en suspension. Mais, achevons le tableau des symptômes de la dilatation.

Les digestions sont très ralenties et les intervalles des repas n'y suffisent plus. Peu de temps après avoir mangé, cependant, le malade éprouve un sentiment de défaillance et fréquemment, de fausse-faim, avec salivation et sueurs. Les sueurs sont surtout *nocturnes :* elles coïncident avec des cauchemars ou des rêves désagréables. Le malade s'éveille, la nuit, au moment où les fermentations atteignent leur *maximum :* l'expansion des gaz et les propriétés acides des matières alimentaires fermentées procurent, alors, l'irritation et la douleur, incompatibles avec le sommeil. L'asthme nocturne et les palpitations accompagnent, du reste, assez fréquemment, la dilatation gastrique.

Le dilaté se lève avec une haleine fétide : il est plus affaibli, plus fatigué qu'à son coucher; dégoûté de tout travail, il rend, souvent encore, à jeun, des gaz, d'ordinaire inodores et non plus putrides et rances comme pendant la nuit. Fréquemment aussi, le matin, on observe une ou deux selles diarrhéiques, avec ou sans coliques.

Le dilaté éprouve souvent des points intercostaux douloureux, surtout du côté gauche : ils gênent la respiration et le jeu du cœur, et sont dus, évidemment, aux fermentations gazeuses. Parfois, après une crise migraineuse ou un écart de régime (excès de boissons), on observe des vomissements acides et putrides, où se retrouvent des débris d'anciens aliments et des *sarcines*, végétations microscopiques qui témoignent de la présence d'acides nuisibles à la digestion et de l'absence relative de l'acide chlorhydrique et de la pepsine, si indispensables à l'antisepsie du tube gastro-intestinal....

Le dilaté a les tempes habituellement serrées; il éprouve des palpitations et des spasmes convulsifs, qui en imposent, parfois, pour de l'asthme ou même pour de l'angine de poitrine (1). Il est,

(1) J'ai soigné déjà un certain nombre de ces *phrénalgies* dyspeptiques, prises à tort pour des maladies de cœur par les praticiens non spécialistes.

d'ailleurs, sujet à contracter facilement la grippe, les maux de gorge. Le vice mécanique fonctionnel de l'estomac le prédispose à la congestion du foie, à la jaunisse, à l'albuminurie. L'empoisonnement du sang et du système nerveux par les fermentations putrides et anormales peut causer des fourmillements, des contractures et des crampes des extrémités, parfois même de véritables accès de *tétanie.*

Je dois aussi insister (si je veux être *à peu près* complet) sur les troubles mentaux observés chez les dilatés. La dépression intellectuelle est toujours notable. Parfois, ce sont, comme l'a observé Devay, des accès très nets d'aliénation mélancolique, avec refus d'aliments, idées fixes de poison, etc., engendrés par les produits secondaires des fermentations, éminemment toxiques pour le cerveau. Ces cas de folie sont heureusement rares : mais les idées maussades, la fatigue de la pensée, le changement du caractère, les troubles visuels, la perte de la mémoire, la difficulté de trouver les expressions, m'ont, en revanche, semblé des symptômes assez fréquents.

La tristesse et l'absence totale de volonté s'observent aussi souvent chez les dilatés. Constamment, ils se laissent mener par leur entourage : on est même obligé de les mener... chez le médecin, où, malgré leurs souffrances digestives, ils sont trop *abouliques* pour se rendre tout seuls ! Chacun sait, d'ailleurs, que la mauvaise nutrition amène l'hypocondrie, tandis qu'une digestion réparatrice confère, tout à la fois, gaieté, confiance et bien-être. Le sujet dyspeptique est égoïste et misanthrope : celui qui digère bien, philanthrope et altruiste. Le foyer viscéral de l'hypocondrie, a dit avec raison Trousseau, est l'appareil de la *conservation* individuelle, comme celui de l'hystérie est l'appareil de la *reproduction* de l'espèce.

Le dilaté doit manger lentement et posément, *lentis maxillis*, et réduire au *minimum* la charge alimentaire de son estomac. Il choisira des aliments très nutritifs et bien divisés. Dans certains cas graves, j'ai même employé, avec succès, la poudre de viande, additionnée de phosphate de chaux et de bicarbonate de soude. Au petit déjeuner, j'ordonne généralement une

bouillie de céréales (avoine et froment) préparée
à l'eau, la *nutritine* Déjardin, ou bien un œuf à la
coque, avec très peu de pain et une gorgée de thé
léger au lait. Aux deux grands repas, voici les mets
que je préconise comme les meilleurs : les œufs
mollets, la viande froide rôtie, rouge, émincée ; les
viandes blanches braisées (veau et poulet de préférence) : le riz, les pâtes alimentaires, les purées
de légumes bien tamisées, les crèmes aux œufs,
au lait et à la vanille, les compotes de fruits
cuits. Comme pain, je conseille la mie de pain
rassis, légèrement grillée (le pain de seigle, de
préférence).

Il faut éviter les potages liquides, le bouillon,
les crudités, les acides, les graisses, les fritures
(on mangera, pourtant, frits, les petits poissons
et l'on s'abstiendra ordinairement du poisson
bouilli, ainsi que des poissons lourds et graisseux,
comme l'anguille, le saumon, le maquereau) (1).
On évitera aussi les viandes de porc, l'oie et
le canard, ainsi que le gibier en général, les

(1) Je conseille toutefois de faire abstraction de la partie
du poisson qui s'est trouvée en contact avec la friture.

mollusques, les crustacés, les ragoûts, les plats épicés, la cuisine savante. En fait de potages, on s'en tiendra aux panades, aux purées et surtout aux *bouillies*, qui font, sur l'estomac, le bon effet d'un cataplasme émollient ou d'un pansement alimentaire naturel.

Comme fruits crus, je ne permets que les figues fraîches, le raisin et les grenades: comme compotes, je recommande surtout celles de pêches et d'ananas. Comme corps gras, je ne tolère que le beurre frais salé, en petite quantité. Les huîtres, les cervelles, le ris de veau, le poulet bouilli ou au riz, les pieds de porcs panés, la tête de veau et autres viandes gélatineuses, sont, ordinairement, assez bien tolérés par les dilatés, ainsi que le gruyère et le chester (sauf, naturellement, les exceptions individuelles : car l'estomac est un tyran personnel, qui s'accommode mal d'un régime absolu, fût-il le plus rationnel de tous les régimes). Les pâtisseries sont souverainement nuisibles aux dilatés : toutefois, les moins mauvaises sont les pains de la Mecque et les madeleines. L'angélique et le gingembre confits doivent faire, à mon avis, partie intégrante du régime des dilatés et des atoniques.

Comme boisson, je permets, aux repas, deux verres de liquide : vin blanc coupé d'eau minérale, extrait de malt français, ou mieux tisane d'orge aiguisée d'un peu de vrai cognac. Le régime du lait est presque toujours nuisible : il exige, pour sa digestion, un estomac bien armé et puissamment rétractile. Vous remarquerez, d'ailleurs, lecteurs, que je choisis toujours les aliments plutôt d'après leur consistance physique que d'après une échelle, souvent trompeuse, de digestibilité chimique. Le dilaté devra boire peu aux repas. Mais, entre les repas, je lui conseille, dès que les souffrances, dues aux fermentations ou à la suracidité de l'estomac, viennent à se faire sentir, d'avaler, par petites gorgées, de la tisane de feuilles fraîches d'oranger. Il diluera, ainsi, toutes acidités et empêchera leur action corrosive et l'ulcération possible de la muqueuse gastrique. Cette pratique est un *lavage naturel*, bien supérieur à celui qui fut, de longue date, préconisé par Renault et

Dupuytren, et dont on fit, de nos jours, de si étranges abus !

Lorsque la tonicité musculaire de l'estomac est très épuisée, on est, parfois, cependant obligé de recourir au lavage avec le tube en caoutchouc (1). Pour ma part, j'en ai rarement éprouvé le besoin : avec du maté très chaud et un peu alcoolisé, pris en mangeant, j'ai toujours trouvé moyen de galvaniser les estomacs les plus torpides et d'aseptiser les fermentations les plus putrides. Le massage, l'électricité, la

(1) Le lavage de l'estomac ira, je crois, bientôt, dans les vastes oubliettes de la thérapeutique, rejoindre le brossage de l'organe, que l'on pratiquait couramment au XVIIe siècle, à l'aide d'un écouvillon de crin. Il présente, en effet, pour l'observateur, de graves et dangereux inconvénients : il énerve et secoue les malades, lèse des muqueuses susceptibles, peut provoquer la tétanie et *l'angorpectoris*. Toutefois, dans les énormes dilatations, accompagnées de stagnations alimentaires prolongées et de fermentations gazeuses excessives; dans certains cancers de l'estomac, avec paralysie des parois de l'organe et sténose pylorique, on pourra, avec précautions, recourir à cet expédient, *faute d'un meilleur agent thérapeutique*. Je conseille, alors, d'entonner un litre à un litre et demi d'eau de Vichy, *Grande-Grille*, tiède ou froide, additionnée d'un tiers d'eau chloroformée saturée, qui la rend sédative et antiseptique. Je donne la préférence, comme appareil, à la sonde du Docteur Aud'houi, à double courant.

douche froide percutante, suivie de douche chaude
en pluie, et surtout l'exercice actif, m'ont également
rendu de grands services, ainsi que les
ceintures contentives abdominales de Rainal frères.

L'exercice actif en plein air doit, naturellement,
faire partie du régime des dilatés. Hippocrate
observe, avec raison, que l'homme ne peut, s'il
ne s'exerce, se bien porter de l'estomac, la nourriture et l'exercice ayant, sur la nutrition, des
propriétés opposées.

Comme médicaments, les meilleurs sont : les
laxatifs, les poudres phosphatées calcaires bien
porphyrisées, le charbon et le benzonaphtol, qui
s'étalent à la surface de l'estomac pour modifier
l'état catarrhal de sa muqueuse. Avant les repas,
je donne un mélange de quassine amorphe (5 centigrammes) et de poudre d'ignatia (10 centigrammes), deux dragées de Surinam, ou bien un
mélange égal de teintures de Baumé et d'ipéca (dix
gouttes), afin de réveiller l'énergie musculaire de
l'estomac. Après les repas, je prescris un peu de
pepsine ou d'eau régale, comme expédients, pour
accroître la quantité et l'énergie du suc gastrique,

qui est, en vérité, *le meilleur des antiseptiques.*
(Nous devrions le savoir, depuis l'abbé Spallanzani,
qui, au XVIIᵉ siècle, donnait à un chien de la
viande très faisandée, et, sacrifiant l'animal, un
quart d'heure après, constatait que le contenu
de l'estomac n'offrait aucun relent putride).

Le café et le tabac, à dose modérée, peuvent
être continués, sans dangers, après les repas,
lorsque l'état nerveux du dilaté autorise cette tolérance (1). Souvent, un verre à liqueur d'élixir de
Kola-bâh Natton rendra d'utiles services curatifs.

(1) A propos du tabac, j'aime à mettre en garde mes
clients contre cette plante consommée trop fraîche. Il faut
toujours fumer le tabac sec. Pourquoi les fumeurs de
cigares de la Havane sont-ils, surtout, sujets à l'intoxication ? Le tabac de cette région estimée est l'un des plus
pauvres, pourtant, en nicotine. C'est que le cigare havanais
n'est bon que frais : or, la fumée du tabac frais est bien
plus dangereuse que celle du tabac sec, à cause de
certains produits empyreumatiques, encore mal définis.

Les fumeurs de cigarettes orientales, bien que consommant un tabac beaucoup plus toxique (si l'on s'en
réfère à l'analyse chimique) en sont rarement incommodés,
parce qu'ils fument du tabac sec.

Chapitre VIII

De la Dyspepsie acide.

On donne ce nom aux troubles digestifs causés par l'exagération de l'acidité de l'estomac. Tantôt, c'est la proportion d'acide chlorhydrique normalement mêlée au suc gastrique; tantôt, mais, le plus souvent, ce sont les fermentations acides anormales (lactique, acétique, butyrique) qui causent cette variété, assez commune, de dyspepsie.

Les symptômes consistent en une douleur brûlante, avec renvois acides, survenant ordinairement trois ou quatre heures après les repas et accompagnée de pesanteur et de ballonnement du ventre. Loin de faiblir, l'appétit est normal ou même exalté; toutefois, on remarque que le lait, la viande, les œufs sont les aliments les mieux digérés, tandis que les féculents, les farineux, les sucres et les graisses passent plus mal. Les fonctions spéciales dévolues au suc gastrique sont suractivées; mais l'estomac s'irrite précisément de cette suractivité même. Les douleurs sont rarement violentes; mais elles agacent particulièrement le patient, en proie à ses éructations acides et à la sensation de trop-plein sécrétoire; d'autre part, les cuissons et les brûlures, ressenties pendant toute la longueur des digestions, affectent péniblement le moral des malades. Souvent enfin, ils souffrent d'urticaire et de démangeaisons, surtout nocturnes.

La constipation est la règle; mais elle alterne, parfois, avec des débâcles diarrhéiques. Les vomissements alimentaires ne sont point rares, et l'insomnie est commune, le *maximum* des souffrances éclatant plutôt la nuit. Lorsque les sécrétions acides se continuent même dans l'état de vacuité de l'estomac, on observe des crises périodiques de vomissements acides, survenant au milieu de grands accès migraineux : c'est à cette forme grave de dyspepsie acide qu'on a donné le nom de « maladie de Reichmann. »

Mal soignée, elle mène promptement à l'ulcère et à l'atrophie des glandes de l'estomac. La caractéristique de la dyspepsie acide est toujours, d'ailleurs, de se réveiller par accès : après avoir paru guérie, elle reste à l'état latent, pour bientôt faire remonter au malade son dur calvaire de souffrances.

La cause de la dyspepsie acide réside, assurément, dans une prédisposition spéciale de l'estomac, une excitabilité native de ses fonctions. Cette excitabilité s'entretient par les émotions morales, les excès intellectuels et surtout par les infractions à l'hygiène alimentaire. Qu'un névropathe arthritique fasse des repas irréguliers, trop rapides, mal mâchés, qu'il abuse du vin, de la bière, des liqueurs, et la dyspepsie acide sera créée. Je l'ai, bien des fois, soignée chez les marchands dé vin et surtout chez les employés de l'octroi, dégustateurs par profession.

L'abus de certains médicaments (iodures, bromures, copahu, santal, purgatifs, etc.) mène à la dyspepsie acide. Il en est de même du tabac, et surtout de la cigarette, grande pourvoyeuse de troubles digestifs, notamment chez les bilieux et les nerveux, prédisposés aux névroses gastriques et à la perversion nutritive. La dyspepsie acide se rencontre aussi chez les ataxiques et chez les malades profondément atteints du système nerveux, chez les femmes qui souffrent de l'utérus, chez les génito-urinaires, etc. Mais ce sont surtout les gourmands et cette catégorie, si nombreuse, de personnes sevrées de toute habitude régulière, privées de cette hygiène journalière que l'on ne trouve que dans le *home, sweet home*, et dont le *curriculum vitæ* consiste à manger, trop souvent, à des heures variables, à abuser des dîners en ville et de la cuisine d'hôtel, etc. ; voilà où se recrute notre clientèle la plus nombreuse de dyspeptiques acides ! Ces malheureux « au plaisir condamnés » (comme on chante dans la *Traviata*) passent leur vie à se congestionner l'estomac à coups de changements de « cartes » changements que Celse déconseillait déjà, de son temps, aux personnes soucieuses de prévenir les troubles digestifs. Tous les viveurs, les soupeurs, les noctambules sont des candidats à l'hyperchlorhydrie. Si ces « heureux du monde » bâillent si souvent leur vie, c'est fréquemment l'effet de leurs pandiculations dyspeptiques....

Les gastralgies menstruelles des femmes ne sont que des dyspepsies acides réflexes, le plus souvent, ou, du moins, elles se traitent et se guérissent comme telles.

Les vers intestinaux sont aussi une cause que j'ai notée plusieurs fois : dernièrement, à la suite d'un traitement de quinze jours par le bromure de strontium, l'un de mes jeunes malades rendit quinze ascarides et fut guéri d'une dyspepsie acide qui avait résisté, dix-huit mois, désespérément, aux meilleurs traitements de maîtres spécialistes.

Non soignée, la dyspepsie acide conduit à l'ulcère et peut-être aussi au cancer de l'estomac. Elle s'accompagne presque toujours de catarrhe et de dilatation de l'organe : ce qui nous explique la rétention alimentaire et les fermentations. La migraine habituelle et la neurasthénie ne sont point rares chez les dyspeptiques acides.

Mais, en général, ces malades, lorsqu'ils sont

suffisamment soignés, ne deviennent point victimes de la déchéance vitale et de la phtisie, qui,
souvent, succèdent aux dyspepsies anciennes. Cela
tient, je crois, à la grande puissance digestive
qu'ils témoignent à l'égard des viandes et des
nutriments azotés en général et nous rend compte
de cette parole hippocratique, très exacte dans
son obscurité : « Ceux qui ont rapports acides
ne deviennent jamais pleurétiques. » (*Hippoc.*,
aphor. 33, sect. VI)....

Dans la dyspepsie acide, il importe de ne pas
surmener l'organe et de lui donner les aliments
les plus nourrissants, mais sous une forme natu-
relle et sous un volume restreint. Les viandes
pulpées, le pain de ménage rassis, le lait, les
œufs, les cervelles, le poulet bouilli ou au riz,
le pied de veau bouilli, les pâtes alimentaires
(macaroni) formeront la base du régime des
hyperchlorhydriques. Lorsque ces aliments mêmes
provoquent des acidités, je prescris, pendant
quelques jours, un régime composé de trois
potages au lait, au bouillon, aux œufs et à
l'arrowroot, le tout bien mélangé en bouillie ;

une purée de pommes de terre avec quelques boulettes de viande de mouton cru, prise aux trois repas également.

Les aliments les plus nuisibles sont : les ragoûts, les sauces fortes, les condiments, la charcuterie, la pâtisserie, les acides, les corps gras, l'excès du sel et du pain frais, le vin, les liqueurs, le café, les eaux gazeuses. Comme boissons, je prescris au déjeûner, du thé très chaud, léger, avec un nuage de lait; au dîner, de la bière de malt, coupée d'eau de Vichy (*Hôpital*). Lorsqu'il y a tendance à la diarrhée, je remplace le thé par l'eau albumineuse (2 blancs d'œufs battus dans un demi-litre d'eau de Vals, source Précieuse).

Les dyspeptiques acides doivent toujours *rester sur leur appétit* et manger à des heures régulières, sans jamais prendre aucun aliment, aucune boisson, en dehors des repas. Ils éviteront, surtout, de succomber à ces fausses-faims, qui les torturent de temps à autre et les poussent à remplir, instinctivement, leurs estomacs irritables : ils sont calmés momentanément, cela est vrai, mais pour payer bientôt cette amélioration passagère....

Il faut aux hyperchlorhydriques beaucoup de sommeil, peu de fatigues et d'émotions, des distractions, des voyages; comme villégiature, la montagne leur convient infiniment mieux que la mer, qui les excite trop. Le bon fonctionnement de la peau sera assuré par des douches écossaises fréquentes et des frictions sèches sur tout le corps....

En fait de médicaments, je prescris, d'habitude, dans un demi-verre d'eau de gomme, une cuiller à café, avant chaque repas, d'une poudre composée de craie, magnésie, bicarbonate, borate, benzoate et sulfate de soude, lactate de manganèse et salicylate de bismuth, parties égales. Lorsque les douleurs sont vives, on aura recours à la poudre de Dower et à celle de condurango, incorporées toujours à la poudre précédente.

S'il survient, dans la journée ou dans la nuit, des fermentations, il faudra les neutraliser par une cuillerée à soupe d'eau de chaux, additionnée de quelques centigrammes de menthol ou d'essence d'anis. Cette formule convient surtout aux hyperchlorhydriques. Lorsque les acidités ont une autre origine, je préfère employer, entre les repas, une cuiller à café d'une solution de 2 grammes de résorcine dans 100 grammes d'eau chloroformée.

Les médications varient, d'ailleurs, étrangement, suivant les formes morbides. Vis-à-vis du malade, le médecin, n'est-il pas toujours à l'école?

Les cures hydro-minérales jouent, dans la dyspepsie acide, un rôle de premier ordre. Tous les praticiens s'accordent à recommander surtout Vichy, dont les sources Grande-Grille et Hôpital donnent, dans l'hyperchlorhydrie, des résultats merveilleux, surtout lorsqu'on a soin de prescrire l'eau minérale au moment où la sécrétion acide est le plus abondante, c'est-à-dire deux heures après chacun des repas.

Chapitre IX

La Dyspepsie nerveuse.

Voici, de beaucoup, selon moi, la cause la plus fréquente des troubles digestifs. Le symptôme saillant et constant de la dyspepsie nerveuse, ce sont les gaz : beaucoup d'auteurs la décrivaient, autrefois, pour cette raison, sous le nom de dyspepsie *flatulente*. Le développement gazeux ne s'accompagne point toujours de douleurs : il ne devient gênant que lorsque l'expulsion des flatuosités est difficile ou que le ventre est très distendu. Alors, on observe, avec le ballonnement, des pesanteurs, des points de côté, des douleurs tensives et intensives, parfois, dans les régions les plus éloignées, anatomiquement, de l'estomac. C'est ainsi que non seulement la névralgie intercostale, mais même la sciatique et le torticolis, dérivent, parfois, d'une dyspepsie nerveuse.

Après les flatulences, les symptômes les plus constants sont la constipation et l'envie de dormir après les repas, alors que la défaillance musculaire des parois de l'estomac permet à cet organe de se laisser distendre sans réagir. On observe, toutefois, souvent, la dyspepsie nerveuse sans dilatation, et, lorsque celle-ci existe, elle n'est jamais en rapport avec l'intensité, plus ou moins marquée, des symptômes morbides.

Les dyspeptiques nerveux ont le teint pâle, le regard terne, la peau particulièrement sensible au froid. Leur tête est lourde; leur cerveau, endormi, répugne au travail intellectuel, surtout du soir. Au lever, c'est plutôt la lassitude physique qui les domine : les malades se sentent comme brisés et disent avoir les membres bien plus fatigués qu'au coucher. Très impressionnables aux vicissitudes météoriques, ils présentent un appétit capricieux et perverti, une soif exagérée, un mal de tête presque permanent. On remarquera que la langue est, chez eux, le plus souvent, humide et à peu près normale et que les renvois, dont se plaignent les malades, sont dépourvus d'odeur et de saveur.

Les phénomènes douloureux sont, je l'ai dit, très variables, mais ils manquent rarement. On peut affirmer que, toutes les fois que les opérations digestives ne se passent point à notre insu, leur perception s'accompagne de sensations désagréables. C'est la règle chez cette légion de malades affaiblis, amaigris, vertigineux, névropathes, délabrés, etc... que l'on a, dernièrement, cherché à grouper en une légion macabre, sous le vocable de « déséquilibrés du ventre. »

Chez les dyspeptiques nerveux, l'appétit est inégal, mais ordinairement atténué. Les digestions, plus laborieuses, présentent des allures toujours factices et bizarres. La bouche est souvent pâteuse, ce qui explique la soif. Les malades éprouvent une sensation de sécheresse qui va de l'estomac jusqu'à la gorge. Beaucoup d'entre eux l'expriment ainsi : « J'ai la poitrine sèche, j'ai le dedans du cou comme *écorché*. » Les lèvres, pâles et fendillées, nous offrent souvent l'image

anatomique des muqueuses gastrique et œsophagienne, chez les dyspeptiques nerveux, dont la
réparation épithéliale se passe défectueusement.
C'est à cette sorte de desquamation que je me
plais à rattacher aussi cette sensation constrictive de la poitrine, cette *toux gastrique* ou guttu-
rale, qui, parfois, en a imposé pour de la phtisie,
et enfin cette haleine, d'une fétidité parfois cada-
vérique, que je déclare à peu près constante chez
tous les dyspeptiques nerveux (1).

Beau a signalé aussi, le premier, chez ces
malades, un fait singulier : celui de la sensation
prolongée du goût de certains aliments qu'ils
digèrent mal : sensation absolument indépen-
dante de toute éructation, de toute régurgitation.
Je n'ai, pour mon compte, observé que deux fois
ce phénomène; et, dans l'une de mes observations,
il s'agissait d'un malade qui pouvait, à volonté,
ruminer ses aliments *(mérycisme)*.

La distension par les gaz entraine, forcément,
la fluctuation des liquides, le clapotement stomacal, les gargouillements, les borborygmes. Mais,

(1) Voir mon livre : *Les Odeurs du corps humain*, etc...

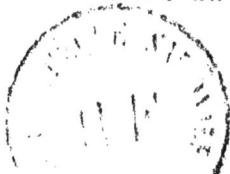

3*

parfois, la flatulence seule est observée. Elle empêche toujours les malades de se serrer et de se boutonner. Parfois, on a vu ce symptôme acquérir des proportions incroyables : Bardet a mesuré, chez des dyspeptiques nerveux, la quantité des éructations et leur a vu émettre, ainsi, en huit ou dix heures, plus de deux cents litres de gaz. Bien entendu, les neuf dixièmes de ces gaz ne sont que de l'air atmosphérique dégluti : presque tous les dyspeptiques nerveux sont des *aérophages*, même pendant l'inconscience de leur sommeil. C'est pourquoi ils se réveillent, d'ordinaire, brusquement, entre 2 et 4 heures du matin, par la douleur de leur ballonnement.

Outre la forme flatulente et atonique, la dyspepsie nerveuse est capable de revêtir le masque de l'hyperchlorhydrie ou de la gastralgie. Il est rare, également, que l'intestin ne participe poin' aux souffrances gastriques. Le ballonnement le gagne ; la constipation est habituelle ; mais il peut aussi y avoir coïncidence d'entérite glaireuse, et c'est même grand ennui, pour le médecin traitant, d'avoir à combiner une médication qui convienne à la fois à l'estomac et à l'intestin malades.

Il faut aussi observer, comme symptômes fréquents, les cauchemars, la congestion faciale après les repas, les démangeaisons le long des bords libres des paupières et les spasmes désagréables de ces organes *(œil qui danse)*, enfin, d'autres symptômes, liés à la neurasthénie, et dont mes lecteurs trouveront la description dans mon livre « *Misères nerveuses.* »

Ce qui distingue encore la dyspepsie nerveuse d'autres troubles digestifs qui s'en rapprochent, ce sont les vomissements. Généralement alimentaires, parfois pituiteux, ils sont toujours précédés de mal de tête, d'oppression, de pâleur, de refroidissement et de nausées : on observe aussi du crachotement, de la trémulation des lèvres inférieures, des sueurs abondantes, qui préludent aux mouvements convulsifs de l'effort vomitoire. Le vomissement ressemble alors à celui qu'on observe pendant la grossesse, le mal de mer, à la suite d'abus de la danse ou de l'escarpolette, ou bien enfin d'une antipathie alimentaire sur-

montée. Je ne parle pas, ici, des vomissements,
si communs et si douloureux, chez les ataxiques,
surtout au début de leur horrible maladie. Ces
vomissements nerveux ne ressemblent en rien
à ceux des dyspeptiques; de plus, on ne saurait
les soulager que par la glace à l'intérieur et les
injections de morphine répétées.

Méfions-nous (soit dit en passant) de la gastralgie dite *hystérique*. Elle masque, presque
toujours, l'ulcère rond et exige impérieusement
le régime lacté, sous peine de se trouver un jour,
sans s'y attendre, en présence d'une perforation
de l'estomac et d'une péritonite mortelle.

Les rapports de l'estomac avec le caractère sont
connus de toute antiquité. *Stomachari*, en latin,
veut dire : se mettre en colère. *Estomaquer*, a,
dans le vieux français, un sens analogue, quoique
un peu différent.

Mais c'est chez les dyspeptiques nerveux que
les symptômes moraux offrent le plus d'intérêt
pour l'observateur. Susceptibles, excitables,
bizarres, tristes et emportés, ces malades ont
un miroir de poche pour contempler leur langue,

pour trembler d'effroi à la vue de papilles normales et de la luette elle-même ! Égoïstes et difficiles, ils pèsent et analysent leurs aliments et aussi leurs excrétions résiduelles, soigneusement scrutées. Il n'avait peut-être pas si tort, ce nosologiste qui plaçait dans l'estomac le siège de l'aliénation mentale ! Quant aux organes génitaux, chez le dyspeptique, ils oublient, le plus souvent, les actes auxquels ils sont désignés : assez fréquemment, la dysménorrhée existe chez la femme, et, chez l'homme, la spermatorrhée.

Nous savons peu de chose, touchant les origines de la dyspepsie nerveuse. Assurément, un régime défectueux, des indigestions répétées; le passage d'une vie active à une vie brusquement sédentaire et dénuée d'exercice ; un climat où règnent de grands changements atmosphériques ; les efforts tentés pour se suralimenter ou triompher, par la violence, du dégoût pour certains aliments, — toutes ces causes contribuent, ainsi que les causes morales, principalement, à installer la maladie. Elles sont impuissantes à la créer de toutes pièces. Force nous est donc d'admettre une débilité héréditaire du plexus nerveux qui préside au fonctionnement de l'estomac, ou (pour user du mot d'Ewald) une véritable « insuffisance stomacale », se réclamant surtout des invigorants physico-chimiques. La dyspepsie nerveuse est, parfois, d'ailleurs, si prononcée et si rebelle aux médications, qu'elle ne tarde pas à faire notablement péricliter l'ensemble de l'organisme, à l'instar des plus graves affections constitutionnelles.

D'ailleurs, les complications neurasthéniques sont souvent graves : une anémie intense, des troubles psychiques, des irrégularités cardiaques (fausse angine de poitrine) ou de l'oppression respiratoire (asthme gastrique) constituent les plus communes. Les inhalations d'oxygène pur réussissent assez bien, contre ces accidents, liés, d'ordinaire, à l'anoxhémie.

A défaut d'un *scenario* pathologique bien et dûment personnel, une chose prouverait, à elle seule, beaucoup, en faveur de l'existence de la dyspepsie nerveuse comme entité morbide : c'est l'influence *curative* indéniable d'une forte distraction. C'est ainsi que le docteur Barras, qui fut, il y a un demi-siècle, l'un des plus éminents spécialistes de l'estomac, fut guéri d'une dyspepsie ancienne en soignant attentivement sa fille phtisique : « Plus j'avais d'inquiétude, dit-il, sur le sort fatalement réservé à cette pauvre enfant, et mieux je me portais moi-même! » Combien d'estomacs ne peut-on point guérir ainsi, par une habile diversion! Mais c'est, le plus souvent, le hasard qui peut, seul, se charger de la cure.

Il ne faut donc pas trop y compter et formuler ainsi son ordonnance : Les repas seront bien réglés; on évitera toute saturation alimentaire. La digestion sera facilitée par les ferments digestifs : maltine, pepsine, pancréatine. Quoique nous soyons (comme dit l'autre) des « bêtes d'habitude, » il sera bon, pour les nerveux, de varier les menus de chaque repas. C'est surtout aux dyspeptiques nerveux que s'applique cette sage parole de Ramazzini : Si quelqu'un me demande de quels aliments il doit user, je le renvoie à son estomac, plus capable que moi de lui donner, là-dessus, un bon conseil. Toutefois, les aliments les mieux tolérés sont : l'agneau, le mouton, le veau et le poulet rôtis, les légumes verts bien écrasés, les fruits cuits, en compotes peu sucrées, les crèmes renversées avec lait, œufs, caramel et vanille, certains fromages, agissant comme des ferments digestifs. Étant donnée l'atonie de l'estomac, il sera bon de rationner les liquides (bière ou vin coupés d'eau de Vals, source Saint-Jean). On a préconisé le koumys et le kéfyr, qui sont des laits fermentés ou champagnisés, capables de rendre, en effet, certains services.

Au contraire des autres catégories de dyspeptiques, les nerveux retirent bien rarement de grands avantages des régimes exclusifs. Toutefois, il importe de faire prédominer ici le régime *sédatif*, formé de viandes blanches, pain grillé, lait, beurre, avec prédominance des légumes verts et des fruits. Contre l'anémie, il est bon d'incorporer. dans une purée, par exemple, trente grammes de viande pulpée, de préférence du mouton cru et dégraissé. Parmi les médicaments, je conseille la potion gommeuse avec 2 p. 100 d'hyposulfite de soude et 1 gramme d'acide

phénique ou de créosote (une cuillerée à soupe
avant les repas); les gouttes de noix vomique
et d'ipéca (dix gouttes d'un mélange, par parties
égales, des deux teintures). Lorsque le foie est
congestionné, je donne tous les trois jours, le
matin à jeûn, 0,30 centigrammes de calomel. Pour
apaiser le spasme gastralgique des fibres lisses,
j'ai recours aux serviettes chaudes appliquées
sur l'estomac. Pour combattre la flatulence et
rendre facile l'expulsion des gaz par éructation, rien
ne vaut la tisane *chaude* de badiane, qui contracte
énergiquement les fibres lisses de l'estomac et
favorise l'émission flatulente, surtout si le patient
s'incline légèrement sur le côté gauche.

L'état général doit être modifié par les toniques
(élixir de Kola Natton), l'arséniate ou l'iodure
de fer, les inhalations d'oxygène, le massage,
l'électricité. On recommandera une vie active,
avec des occupations bien réglées, susceptibles
d'abriter le malade contre le *spleen*. La vie à la
campagne, surtout, distraira le cerveau en occu-
pant le système musculaire et en rétablissant
l'harmonie vitale, l'équilibre de la sensibilité.

Rien n'éloigne le nervosisme dyspeptique, rien
ne résout mieux l'engorgement abdominal que
les occupations agricoles ou horticoles, exerçant
le corps dans son ensemble, obligeant le patient
aux conditions simples de la vie, à la contem-
plation calme de la nature, à la respiration d'un
air pur et vierge. Bien des malades, incapables
de guérir dans les gouffres urbains, ont, ainsi,
retrouvé, au sein de la vie agraire, la santé du
tube digestif et la joie d'une existence valide
et prolongée.

Tous les exercices sont favorables au dyspeptique nerveux. Mais il faut lui conseiller, particulièrement, les promenades à pied et à cheval et
surtout la natation, qui convient aux sujets
maigres et débiles : c'est le seul exercice n'occa-
sionnant pas de pertes abondantes par la perspi-
ration cutanée, puisque la température de l'eau
et la pression de sa densité s'opposent (comme
l'a bien vu Rostan) à cette déperdition. Mais,
par dessus tout, que les malades fuient, comme
peste, la sédentarité! Les trois quarts de nos
maux, disait Mme de Sévigné, viennent d'avoir trop

le cul sur selle. C'est aussi l'opinion de Hufeland, qui a prouvé que l'attitude assise habituelle fait subir au bas-ventre une compression continue, gênant la circulation et la digestion et faisant tomber dans l'atonie ou l'engorgement tous les viscères abdominaux.

Il est un symptôme qui se rattache volontiers à la dyspepsie nerveuse : c'est ce curieux spasme du diaphragme, connu sous le vocable imitatif de hoquet. Très fréquent chez les femmes nerveuses, le hoquet cède généralement aux petits moyens mis en œuvre contre lui : suspension respiratoire, compression de l'épigastre, ingestion de sucre vinaigré ou d'eau de Seltz glacée. Lorsque le hoquet se répète fréquemment, je prescris contre lui un mélange par parties égales de teinture de chanvre indien et par parties égales éthérée de valériane (quinze gouttes) et l'application sur le creux de l'estomac d'une compresse de flanelle imbibée d'eau ammoniacale ou d'eau sédative. Chez les hystériques, le hoquet résiste souvent aux médications les plus énergiques : dans un cas de ma pratique, j'ai dû recourir à la galvanisation interne de l'estomac. Mais, généralement, ce symptôme est très amélioré par l'application à l'épigastre d'une ou deux mouches de Milan, et cette révulsion vésicante est, du reste, très efficace contre les symptômes douloureux tenaces de la dyspepsie nerveuse.

Lorsque les contractions de l'estomac sont excessives et accompagnées d'angoisse précordiale (ce qui n'est pas très rare chez les hystériques et même chez les simples neurasthéniques), je conseille, avec succès, les bains tièdes, prolongés une heure, avec 3 kilogrammes de sel gris et 200 grammes de sel ammoniac.

Tout le monde a observé l'influence considérable exercée sur le hoquet par les impressions nerveuses. « C'est singulier, s'écriait Haller : je ne puis étudier le hoquet chez mes enfants. Il cesse dès que je veux les examiner. » Cela prouve, une fois de plus, que l'estomac n'est pas, comme on l'a dit à tort, le président du système nerveux, mais bien plutôt son humble serviteur (1).

Pour conclure au sujet du traitement rationnel

(1) Voir : *Hygiène des Riches*, page 33.

de la dyspepsie nerveuse, j'engage les praticiens à méditer ces sages conseils de Broadbent, concernant le régime des névrosés : « L'objectif que nous devons viser n'est pas d'abaisser l'alimentation au niveau de la capacité de l'estomac. C'est au contraire d'élever cette capacité à une hauteur telle, que la digestion d'une quantité d'aliments suffisante à la nutrition du système nerveux devienne possible » (1).

(1) Souvenons-nous aussi qu' « il n'y a pas de rapport constant entre la forme de la dyspepsie et le traitement dont elle est justiciable ». Ce n'est pas moi qui l'affirme : c'est l'auteur de l'un des plus récents traités contemporains sur les maladies d'estomac (le Dr Debove).

Chapitre X

Des troubles digestifs d'origine sympathique

Il ne faut pas songer à décrire tous les troubles digestifs sympathiques d'une affection autre que gastrique. Ce serait vouloir refaire la pathologie tout entière. Acolytes inséparables des maladies aiguës, les troubles digestifs sont aussi les commensaux ordinaires de bon nombre de maladies chroniques. Il est, toutefois, un certain nombre d'organes dont le retentissement morbide sur l'estomac est la règle : le foie, le pancréas, l'utérus, l'intestin, les poumons, le cœur, étant malades, il est bien rare de ne point observer l'active collaboration de la dyspepsie aux autres symptômes morbides. J'examinerai ici quelques-unes de ces dyspepsies, réflexes ou sympathiques.

Les affections intestinales, par la grande solidarité qui unit l'intestin à l'estomac, engendrent
fréquemment la dyspepsie. Les sujets atteints
d'entérite, de dysenterie, de colite glaireuse, etc.,
sont toujours des détraqués de l'estomac. On
voit certaines dyspepsies guérir par les laxatifs,
lorsqu'elles sont liées à une constipation chronique et opiniâtre.

On accuse souvent l'estomac, alors que le foie
est seul en cause et que l'état gastrique morbide
n'est que secondaire. Les herpétiques et les
arthritiques, à la suite d'un régime trop excitant,
présentent des troubles digestifs, qui relèvent de
la congestion du foie. Chez les malades dont la
cellule hépatique se trouve plus ou moins endom-
magée (cirrhoses, etc.), l'insuffisance de la glande
entraîne, constamment, des troubles digestifs,
qui paraissent, d'ailleurs, effacés, devant la gravité
des autres symptômes. Toutefois, les alcooliques
et les paludiques, ces surnuméraires obligés de
l'hépatisme, souffrent de troubles digestifs, bien
avant que le foie soit notablement altéré chez
eux : il s'agit alors de dyspepsie toxique primitive.

La chute du foie (foie mobile) de même que
le rein mobile et l'intestin prolabé, entraînent,
par tiraillements des ligaments abdominaux, de
graves troubles digestifs, dont le traitement
curatif dépendra uniquement de la chirurgie et
de l'orthopédie (bonne ceinture appropriée).

Les calculs biliaires sont, volontiers, précédés
de perturbations fonctionnelles digestives, dont
la persistance n'est pas sans action sur l'affection
hépatique. Dans ces cas, est-ce le foie ou bien
l'estomac qui a commencé? Cela est difficile à
établir; mais il y a toujours échanges de mauvais
procédés entre les deux organes. Les crises de
coliques hépatiques laissent, ordinairement, après
elles, une grande susceptibilité de l'estomac. Mais
les douleurs gastralgiques ne sont alors que de
petites attaques méconnues de gravelle biliaire,
qui réclament un traitement approprié (cata-
plasmes chauds, capsules de chloroforme, salicylate de soude, etc.).

Quelques mots sur l'hygiène et le traitement
qui conviennent aux dyspepsies d'origine hépatique. Les malades devront éviter toute constric-

tion par les vêtements, corsets ou courroies, capables de comprimer le foie. L'action des révulsifs (teinture d'iode, mouche de Milan) est souvent précieuse, sur cet organe, ainsi que les bains alcalins, et surtout le régime alimentaire spécial que j'ai décrit, en détail, dans mon *Hygiène des Riches*. Il s'agit d'une véritable diète lacto-végétarienne et abstème, ou plutôt d'une *diète blanche* (car on peut permettre les viandes blanches et les poissons blancs, avec le lait, les pâtes, le fromage frais, les légumes verts et les fruits). Il importe de s'abstenir, rigoureusement, de viandes noires, gibier, fromages forts, légumes secs, vin pur, etc., et d'éviter les repas trop espacés, qui mettent des entraves au cours de la bile. La cure de Vichy s'impose toutes les fois que le système hépatique se trouve en jeu.

Dans les contrées méridionales, si fertiles en affections du foie, la nature, toujours attentive à mettre le remède à côté du mal, multiplia (comme le remarque Hallé), les fruits acidulés les plus capables de corriger les mauvaises qualités de la bile et d'en favoriser l'évacuation normale.

Dans la disposition aux coliques hépatiques, il est très important d'éviter cette stagnation biliaire; pour ma part, j'emploie alors, avec succès (suivant les cas), des lavements chauds à l'eau de Vichy ou des lavements froids avec l'eau de Seltz artificielle. J'applique aussi à l'engorgement hépatique, fréquent chez les arthritiques hémorrhoïdaires, un traitement analogue, dont l'empirisme des nègres d'Afrique m'a fourni la première idée. Chacun sait que les peuplades de l'Afrique occidentale s'administrent, tous les jours ou tous les deux jours, à titre de préservatif des affections du foie, le « clystère au piment, » *ingurgité* par le moyen d'une calebasse. Je prescris, à l'imitation des bons noirs, le lavement avec un litre d'infusion de saponaire, additionné d'une cuiller à café de teinture de capsicum (poivre de Cayenne), et j'ai obtenu, de ce mode de traitement, plusieurs résultats fort remarquables.

Par les cicatrices qu'elles laissent dans l'intestin, la fièvre typhoïde et la dysenterie entravent et disloquent, fréquemment, les *processus* digestifs. L'iodure d'ammonium, ce résolutif par excellence, me paraît formellement indiqué dans la plupart de ces cas où il importe de favoriser la résorption de certains exsudats ou brides, qui gênent le cours des matières alimentaires.

Dans la *torpor of liver* des Anglais (insuffisance du foie), les meilleurs médicaments sont le chlorure d'ammonium, le salicylate de soude, le calomel, le bicarbonate de potasse ; contre l'élément congestif paludique, la quinine et l'arsenic ; contre la congestion qui précède la cirrhose, l'iodure de sodium, les sels de manganèse, la strychnine et, par dessus tout.... la diète lactée. La diète lactée est aussi le meilleur traitement de la dyspepsie liée aux affections du cœur.

Le chapitre XII sera consacré en partie aux troubles digestifs de la femme liés à une maladie utérine. Il est aussi, dans les deux sexes, certaines affections des voies urinaires qui se dissimulent sous le masque de troubles gastriques. Tous les sujets souffrant d'une insuffisance urinaire, et particulièrement les rétrécis, les calculeux, les albuminuriques, éliminent, de temps à autre, par l'estomac, de l'urée et de l'ammoniaque, fort irritants pour la muqueuse de l'organe. Rien d'étonnant qu'ils présentent des symptômes de catarrhe d'estomac ou, tout au moins, d'embarras gastrique. C'est ainsi que nombre de troubles digestifs, observés chez des vieillards, reconnaissent une origine vésico-. rénale indéniable. Cela n'empêche pas leur amélioration par les purgatifs salins. l'ipéca, les frictions et bains fréquents et prolongés, la diète lacto-végétarienne, l'eau de Vichy (Célestins), et surtout par le traitement approprié de la maladie préexistante, dont les troubles digestifs ne sont que le reflet.

Les dyspepsies *ammoniacales* sont des urémies gastriques essentiellement liées au brightisme. Je les traite par la diète lactée absolue, la liqueur de Fowler (six gouttes matin et soir) et les pilules composées d'extrait de belladone 7 milligr.; nitrate d'argent 5 milligr.; extrait de pissenlit, q. s. (deux à six pilules par jour).

Je n'insisterai pas sur les troubles digestifs produits par les hernies, et encore moins sur ceux qui sont sympathiques de la présence des

vers, dont les méfaits seront traités *in-extenso*
dans ce volume (voir *Chapitre XIII*).

Les troubles digestifs sont communs chez les
tuberculeux. Habituellement, ce sont les vomissements qui dominent la scène. Ces vomissements
sont, le plus souvent, alimentaires et surviennent
à l'occasion des quintes de toux. C'est même
là un signe diagnostique fort bon, quoique très
ancien, de la phtisie pulmonaire. Comme l'exprime fort bien Potain, « chez ces malades, la
digestion fait tousser, et la toux fait vomir. »
On observe souvent aussi l'inappétence et le
dégoût des aliments, les douleurs au creux de
l'estomac, les coliques, qui précèdent ou non
la diarrhée tuberculeuse. Tous ces symptômes
précipitent la marche fatale du poitrinaire vers
le tombeau. C'est pourquoi j'ai toujours, dans mes
ouvrages, mis en garde mes lecteurs contre la dyspepsie médicamenteuse et répudié les prétendus
spécifiques de la tuberculose, lorsqu'ils étaient
offensifs pour l'estomac, ancre de salut du
phtisique. Seul, peut espérer triompher de son
mal implacable le tuberculeux qui mange et qui

digère. Il faut donc tout faire pour exciter l'appétence et l'assimilation chez ces malades, et éviter
avec soin tout ce qui peut perturber ces impor-
tantes fonctions, auxquelles se trouvent sus-
pendues les chances de guérison et de vie. (Voir,
dans mon livre : *La lutte pour la santé*, le chapitre
consacré à la *Phtisie*).

Les lésions de la bouche, et particulièrement
la périostite alvéolo-dentaire, sont des causes
communes de dyspepsies. La déglutition de la
salive altérée et des produits, septiques ou pu-
rulents, de la carie et des stomatites, explique,
en partie, la mauvaise influence exercée, dans
ces cas, sur les fonctions de l'estomac. Mais il
faut y voir aussi un exemple de cette solidarité
physiologique qui unit toutes les portions du
tube digestif. Les naso-pharyngites occasionnent
fréquemment des troubles digestifs et particulièrement des nausées et des vomituritions.

Le système nerveux possède, sur l'estomac,
une énorme influence : les neurasthéniques, les
hystériques, les ataxiques, sont, presque toujours,
plus ou moins dyspeptiques. Dans l'ataxie, les

crises d'estomac représentent, parfois, un phénomène de début, qui doit attirer, du côté de la moelle
épinière, l'attention thérapeutique de tout pra-
ticien instruit. La dyspepsie nerveuse méritait,
d'ailleurs, le chapitre spécial que je lui ai consacré (IX).

Pour être à peu près complet, disons un
mot des médicaments que l'on doit surtout
suspecter comme causes communes de dyspepsies. Ce sont surtout les vins et les élixirs,
pris avant les repas; les préparations de fer, de
quinquina, d'iode, de mercure, d'arsenic. La
digitale et la quinine, la morphine (même en
injections sous-cutanées) viennent souvent aussi
compliquer de dyspepsie grave une autre
affection préexistante....

On voit, en résumé, d'après ces quelques
exemples choisis, qu'il faut assez souvent chercher, partout ailleurs que dans l'estomac (ce bouc
émissaire) la raison vraie et la genèse des troubles
digestifs. L'estomac est le gouverneur général
de l'économie : vers lui montent les plaintes
fonctionnelles de presque tous nos organes !...

CHAPITRE XI

Des troubles digestifs liés à l'arthritisme

On a rapporté abusivement à la dilatation
de l'estomac un grand nombre de dyspepsies
rhumatismales, dans lesquelles la dilatation ne
joue, cependant, qu'un rôle très accessoire. C'est
surtout dans les pays et pendant la saison
humide que les médecins ont à soigner les
troubles digestifs liés à l'arthritisme. Les sujets
à peau mince et délicate, présentant des sueurs
faciles, des téguments atones et sensibles aux
variations météoriques, sont soumis à des con-
gestions catarrhales de l'estomac. Le froid sec
convient à leur digestion ; l'humidité lui est
contraire. La fluxion rhumatismale, au lieu
d'atteindre les régions musculo-articulaires du
corps, se porte alors sur les viscères gastro-

intestinaux, dont les tissus fibro-musculaires offrent, d'ailleurs, au rhumatisme, une proie facile et tranchée d'avance.

Sous l'influence de la fluxion rhumatismale, surviennent, parfois, des crises gastralgiques : douleur aiguë, ardeur au creux de l'estomac, sensations de crispation spasmodique ou nerveuse, qui se répercute dans les côtes et dans le dos; gonflements gazeux, dus à des fermentations anormales ; la langue est blanche, les urines sont colorées, la respiration angoissée. Souvent, le malade se plaint de vertiges, de somnolence pendant le jour et d'insomnie pendant la nuit; il éprouve, devant les yeux, des bluettes ou mouches volantes, des bourdonnements dans les oreilles, de fréquents bâillements, etc.... Ce sont ces symptômes qu'il importe de ne pas prendre pour de la gastralgie nerveuse ou chlorotique ; car la médication tonique est, ici, une grave erreur, qui éternisera l'état morbide, méconnu dans son essence réelle.

Le pyrosis (brûlures à l'estomac, sensations

d'éraillures à l'œsophage) et la constriction du
pharynx préludent souvent (surtout chez la
femme arthritique) à ces douleurs, térébrantes
et lancinantes, du ventre, fréquemment aggra-
vées, d'ailleurs, par des émotions morales : ce
qui est encore une cause d'erreur. Enfin, à
l'occasion de la crise menstruelle ou d'un
ébranlement nerveux, on observe aussi des
vomissements acides et bilieux, survenant surtout le matin. La réplétion de l'estomac par
les aliments amène des coliques intenses. Parfois, j'ai vu ces coliques provenir du foie (congestion hépatique des arthritiques) et être suivies
d'un léger ictère.

L'appétit est conservé ; mais le moindre
écart de régime est mal supporté, produit des
éructations et des régurgitations. Aussi, les
dyspeptiques rhumatisants doivent-ils (sous peine
de payer cher leur intempérance) *rester sur leur
appétit* et éviter, surtout le soir, l'excès de
pain, le vin pur, les acides et les aliments
fermentescibles en général. Les arthritiques
doivent aussi s'efforcer de manger à heure

fixe : ils ont (comme l'a observé Lasègue),
l'estomac *pendulaire*.

La plupart des migraines ne sont que des
troubles céphaliques se rattachant à la dyspepsie chez les rhumatisants ; elles sont entre-
tenues par la surcharge alimentaire habituelle,
l'abus de la bière et du tabac entre les repas,
etc. Quant à la dyspepsie elle-même, elle se
réclame de la diathèse arthritique et nécessite,
impérieusement, un traitement prolongé par
les alcalins, l'iode, les bains sulfureux, les frictions et le massage.

J'ai observé aussi, comme se rattachant à
l'arthritisme, des troubles digestifs coïncidant
avec un état général de varicosisme ou de
pléthore veineuse. La dyspepsie m'a constamment offert, dans ces cas, la forme congestive,
et je l'ai vue, quatre ou cinq fois (négligée ou
mal soignée), aboutir, non pas, comme on l'a
prétendu, à la dilatation d'estomac, mais à son
ulcération et à des vomissements de sang, fort
analogues à ceux de l'ulcère rond. Je ne puis
mieux comparer cette modalité spéciale de

« dyspepsie arthritique » qu'à une sorte de
processus hémorrhoïdaire, cantonné dans l'estomac, d'autant plus que les hémorrhagies amé-
liorent l'état des malades, chez lesquels on
constate toujours aussi l'existence d'hémorrhoïdes
rectales.

La grippe ou influenza détermine, assez
souvent, l'apparition d'une dyspepsie rhuma-
toïde, à laquelle les traitements aujourd'hui en
faveur (antipyriné, phénacétine) ne me paraissent pas étrangers. C'est de la dyspepsie médicamenteuse au premier chef, caractérisée par
une douleur sourde, persistant tout le temps de
la digestion et par une sensibilité anormale de
la muqueuse gastrique.

On triomphera surtout de cette forme
grippale par le changement d'air et les cures
thermales sulfureuses, excellentes pour toutes
variétés de troubles digestifs ressortissant à
l'arthritisme.

Le régime des dyspepsies rhumatismales doit
être plus végétal qu'animal : les potages au lait,
bouillies d'orge, de riz, de froment, d'avoine,

de pois, de haricots, de lentilles; les viandes d'animaux jeunes, gélatineuses, les poissons d'eau douce, les légumes frais et les fruits en formeront la base. Les aliments seront chauds, peu assaisonnés, pris à heure fixe. Comme boisson, je conseille le lait ou la bière, coupés d'eau de Vichy (Hôpital), et j'interdis l'alcool sous toutes autres formes que la bière ou le vin blanc, de temps à autre, pour varier. Car la variété alimentaire est indiquée, surtout chez les arthritiques, dont l'estomac, capricieux et maniaque, ne saurait s'accommoder, d'un repas à l'autre, des mêmes aliments et boissons. Le précepte capital, pour ces malades, est, d'ailleurs, de se tenir à l'écart de toute surcharge alimentaire : c'est pour eux, surtout, que la faim est *mauvaise conseillère (malesuada fames)*. Aussi, ai-je l'habitude de prescrire, alors, quatre repas par jour, peu copieux et également distancés, autant que possible.

On est souvent embarrassé pour savoir s'il faut donner, dans ces cas, des acides ou des alcalins. L'état des urines m'a toujours servi de guide infaillible : si l'acide urique domine,

je donne les alcalins ; si ce sont les oxalates
ou les phosphates, je donne les acides. L'alcalin que je préfère est le *phosphate ammoniaco-
magnésien :* 4 gr. en 4 paquets, un avant chaque
repas. Quant à l'acide, c'est *l'eau régale*, une
goutte ou deux, dans un verre d'eau, avant ou
après le repas. S'il y a des flatulences, je
me loue du mélange de glycérine et d'acide
chlorhydrique, parties égales (dix gouttes après
le repas dans un demi-verre de Vals Précieuse).

Contre la gastralgie rhumatismale, je donne,
avant les repas, une cuillerée à soupe de :
essence de kola Natton, 300 grammes, et arséniate
de soude 0,05 centigr. Ce traitement, joint à la
magnésie (prise le matin à la dose de 4
grammes), guérit aussi les éruptions d'acné ou
de psoriasis, qui accompagnent fréquemment,
chez les arthritiques, les troubles digestifs.
Dans la plupart des cas, la quassine rend
également de réels services, en galvanisant les
fibres musculaires rhumatisées et en rétablissant
les sécrétions digestives normales. Il est souvent indispensable, enfin, d'appeler la révulsion

à la rescousse ; au classique vésicatoire , je préfère le badigeon épigastrique avec l'huile de croton, qui est un agent répercussif beaucoup plus fidèle et plus obéissant, lorsqu'il importe de déplacer au dehors un état fluxionnaire, nettement diagnostiqué d'essence rhumatismale.

Comme boissons, je prescris les boissons *fraîches* (vin blanc, bière faible), lorsque l'acidité normale du suc gastrique se trouve en baisse ; les boissons *chaudes* ou tièdes (maté, thé léger, feuilles d'oranger, camomille) lorsque cette acidité paraît augmentée. Les boissons très chaudes rendent surtout de grands services dans les cas d'atonie accentuée de la motilité gastrique. Dans ces cas également, le massage superficiel, pratiqué avec la pulpe des doigts, est un utile adjuvant du traitement.

Il va sans dire que l'exercice actif, pris dans de bonnes conditions (1), les frictions vives,

(1) L'exercice ne doit pas être pris immédiatement après le repas. Comme le dit excellemment Broadbent, « l'homme d'affaires qui se promène après son repas, se figurant faire un exercice salutaire, pour combattre (jusqu'à un certain point) les mauvais effets du confinement dans son bureau,

matin et soir, le régime vestimentaire de laine,
et tout ce qui peut activer le bon fonctionnement
de la peau, devront être mis en œuvre. C'est
par la peau qu'entre le rhumatisme : par elle
il doit sortir. Il est reconnu, du reste, que la
plupart des fermentations anormales (lactique,
butyrique, acétique, propionique, putride, etc.)
se passant dans nos viscères, sont causées, en
fin de compte, par un mauvais fonctionnement
de notre surface tégumentaire, qui accomplit
nonchalamment son rôle indispensable d'émonc-
toire.

Chez les femmes arthritiques maigres, dési-
reuses d'engraisser sans aggraver leur état
dyspeptique, il faut conseiller l'huile de foie de
morue, ordinairement digérée sans encombre.
Car l'estomac n'a aucune part à la digestion
des huiles ; elles ne font que glisser à sa surface,
pour passer dans l'intestin grêle et y subir l'action

ne fait souvent qu'augmenter ceux-ci, par une fatigue qui
entrave sa digestion. » Courir de son travail à son dîner et
inversement est une cause fréquente d'indigestion ; cela
est vrai surtout chez les arthritiques, qui font habituellement de la mauvaise chimie sécrétoire.

émulsionnante de la bile et du suc pancréatique,
qui assure leur assimilation définitive.

Dans le traitement de l'arthritisme, chacun
sait que les effets d'un bon régime sont tout
aussi énergiques et beaucoup plus durables que
ceux des médicaments : *victus optimum medica-
mentum*. Le régime est (j'en suis assuré) la clef
du traitement, dans les diathèses hérpétique et
arthritique surtout : et j'aime à envisager l'eczéma,
les affections calculeuses, la neurasthénie, la
goutte et le diabète comme autant d'irradiations
dyspeptiques viscérales. Les *bradypeptiques* deviennent tous des *bradytrophiques* : un ralentissement implique l'autre.

On revient, du reste, aujourd'hui, de plus
en plus, à ces anciennes théories de l'auto-
intoxication, si ardemment soutenues par Galien
et surtout par Paracelse (1570). On sait que ce
grand esprit médical (trop méconnu, à notre
avis), attribuait à une élaboration insuffisante
de l'estomac la non-destruction du *tartre alimentaire*, qui, dit-il, passe dans le sang et les
tissus. Ces résidus de la nutrition, insuffisamment

élaborés, jouent, selon lui, le rôle capital dans la « viscosité des humeurs. » Pour Galien, les hypocondres malades renvoient au cerveau l'*atrabile*, poison des plus dangereux. Toutes ces théories ne contiennent-elles pas, en germes, la fameuse *cholestérémie* d'Austin Flint, l'*auto-typhisation* de Jules Guérin et l'intoxication *microbienne* ou *plomaïnienne*, qui joue, actuellement, un rôle débordant dans notre pathologie la plus officielle ?

Ce regard jeté vers le passé justifie ce que j'ai toujours pensé et dit, pour ma part, au sujet des choses médicales : En médecine, il n'y a de nouveau que ce qui a vieilli et c'est encore dans les anciens que nous avons le plus d'idées originales à puiser. *Medicina non ingenii humani, sed temporis filia* (Baglivi) (1).

.*.

J'ai observé, cinq ou six fois, dans ma pratique spécialisée, des malades éprouvant une

(1) Voir mes livres sur *le Diabète*, les *Affections de la peau*, l'*Hygiène des riches*, etc....

douleur vive, localisée aux confins de l'hypocondre droit et de l'épigastre, douleur se produisant uniquement deux heures environ après les repas, au moment du passage des aliments dans l'intestin grêle. Cette douleur, que le savant Küssmaul a décrit sous le nom de *pylorisme* et qu'il considère comme analogue à l'œsophagisme ou au vaginisme, est une sorte de spasme d'origine rhumatismale, ou (si vous aimez mieux) une névralgie arthritique de l'estomac, avec contracture du pylore. Je la combats efficacement par les cachets suivants administrés avant chaque repas :

℞ Pepsine en paillettes Chassaing	0,35
Poudre de belladone..........	
Extrait de valériane..........	āā 0,05
Bromure de zinc.............	

M. S. A.

pour un cachet.

Les bouillies de farine maltée Defresne, de phosphatine Falières, de nutritine, etc... formeront, avec les œufs et les viandes pulpées, la base du régime à ordonner   ns ces cas-là. Comme boisson, de l'eau de Vals (rce Saint-Jean), aiguisée avec un peu de vieille eau-de-vie.

Chapitre XII

Les troubles digestifs chez la Femme.

Les troubles digestifs, chez la femme, proviennent soit de l'estomac, soit de l'intestin, et souvent à la fois de l'estomac et de l'intestin. On peut les rapporter tantôt à l'absence ou à la diminution des sucs digestifs, tantôt à l'augmentation de l'acidité normale de l'estomac. Dans le premier cas, la prescription de la pepsine et de l'acide chlorhydrique; dans le second cas, la médication alcaline, constitueront la base du traitement curatif. Lorsque la diminution des ferments normaux augmente la sécrétion des mucus et entraîne des fermentations anormales (lactique, butyrique, acétique, et même putride), la langue devient saburrale et l'haleine fétide, le vin pur et les aliments épicés provoquent des douleurs plus ou moins vives. Il y a alors catarrhe gastrique, et l'on ne peut guère se rendre maître du mal qu'en appliquant des révulsifs (vésicatoires, huile de croton, teinture d'iode) au creux de l'estomac.

Nous avons fait, dans ce tableau, suivant les théories du jour, la part très large aux dyspepsies par opérations chimiques défectueuses. Mais il faut aussi, chez la femme surtout, reconnaître nombre de dyspepsies d'origine physique et nerveuse. L'atonie des mouvements de l'estomac résulte alors d'une sorte d'épuisement de l'incitation musculaire normale, qui produit un certain degré de paralysie des fibres lisses de l'estomac. Rien, alors, n'agit mieux que l'arsenic, dont la tolérance implique, d'ailleurs, l'absence de toute gastrite. On peut lui adjoindre, de temps à autre, quelques milligrammes de strychnine, ou bien encore donner l'*arséniate de strychnine*, qui réunit les avantages des deux médications.

Il arrive parfois que, malgré son atonie, l'estomac est fort irritable : dans ces cas je prescris, avant les repas, un paquet composé de

5 centigrammes de quassine amorphe et de 10 centigrammes de poudre de Dower (cette dernière
agissant par l'opium et l'ipéca qu'elle renferme) :
je galvanise ainsi, en quelque sorte, l'acte digestif,
sans danger d'irritation pour la muqueuse de
l'estomac.

Toute digestion normale doit être, sinon
inconsciente, au moins indolore. Or, la douleur
accompagne fréquemment les opérations digestives dans le sexe féminin.

La gastralgie (crampes ou coliques d'estomac)
est l'un des apanages pathologiques de la fer :e.
C'est une névrose douloureuse et paroxystique,
que la réplétion soulage et que la vacuité
exaspère (1). Les femmes en profitent pour abuser
des aliments pris en dehors des repas, sous prétexte de calmer ainsi les sensations de *fausse-faim*
qu'elles éprouvent. Elles compliquent, de la sorte,
leurs gastralgies de catarrhes gastriques, et seuls
les pâtissiers bénéficient d'un régime à contre-
sens, qu'elles ne manquent point, pourtant, de

(1) **Voir au Chapitre XV, la description détaillée de la
gastralgie.**

proclamer souverain, parce qu'il est instinctif.
Sachons donc que les réflexes partis de l'estomac
sont bien souvent trompeurs !

Lorsque la langue est bonne et que l'intestin
fonctionne régulièrement, la gastralgie ne résiste
guère au traitement de l'anémie et aux préparations de valériane. Dans le cas contraire, il faut
donner, avant le repas, un mélange de craie
préparée, magnésie et bicarbonate de soude, par
parties égales. Les frictions sur le ventre avec
le liniment de Rosen additionné de teinture
d'opium, et la prescription d'une ceinture-sangle
appropriée sont indispensables, lorsqu'il y a
flaccidité des parois abdominales (ce qui est
assez fréquent chez les femmes qui souffrent de
l'estomac).

Lorsque les troubles digestifs ont une origine
intestinale, c'est, le plus souvent, la paresse motrice,
l'inertie musculaire de cet organe qu'il faut
accuser. On trouvera, dans mon livre l'*Hygiène
de l'estomac*, ce qui est relatif au traitement de la
constipation constitutionnelle.

La congestion de l'intestin grêle a presque

toujours pour conséquence le défaut d'absorption des vaisseaux chylifères et l'irritation catarrhale du duodénum : outre les troubles digestifs, on constate, alors, de l'amaigrissement, une teinte jaunâtre de la peau, une sensation de barre dans la région des hypocondres et parfois des battements insupportables au creux de l'estomac.

Les préparations de calomel et de cascara, les lavements d'eau de selz et de saponaire, sont les médications qui m'ont donné les plus beaux succès, dans cette variété, assez souvent méconnue, de la dyspepsie. L'emploi de la pancréatine Defresne est souvent indispensable pour restaurer promptement les processus chimiques de la digestion. Comme régime, je recommande de ne guère sortir des bouillies de céréales, œufs à la coque, pâtes alimentaires, viandes blanches braisées, pain de gluten, et d'éviter absolument le vin, les épices et la cuisine raffinée. Rappelons-nous le proverbe anglais : la bouche est le médecin de l'estomac (*a good stomach is the best sauce*). Enfin, un excellent précepte, qui s'applique à toutes les perturbations digestives du sexe féminin : évitez la sédentarité et le désœuvrement, occupez le corps et l'esprit. C'est dans ce but que les médecins de la Restauration recommandaient à leurs belles et riches clientes les visites à pied dans les quartiers pauvres des faubourgs, les œuvres actives et réconfortantes de la charité, qui occupent à la fois le physique et le moral.

La chloro-anémie des jeunes filles est peut-être aussi souvent la cause que l'effet de la dyspepsie. Néanmoins, je dois indiquer ici, en quelques mots, les symptômes de la dyspepsie virginale. Chez certains sujets, l'appétit peut-être diminué, au point que le besoin de réparation organique n'est plus perçu. D'autres mangent par raison, présentent des goûts pervertis pour les fruits verts, les crudités, les acides, les boissons fortes. L'estomac est lourd, froid ou brûlant intérieurement ; les gaz et les vomissements sont fréquents, ainsi que la sensation de boule à la gorge, qui, pour nous, appartient encore plus souvent à la gastralgie qu'à l'hystérie. Une toux sèche, des névralgies intercostales, siégeant surtout entre les épaules et sous le sein gauche (sensation d'un coup d'épingle ou de canif), la constipation et les borborygmes, la leucorrhée et les irrégularités mensuelles, caractérisent les troubles digestifs des jeunes filles. Joignez-y le dégoût de la vie, l'absence méditée de toute plainte, l'état mélancolique, la propension aux rêveries et à la solitude : et vous aurez devant les yeux un tableau dont l'exactitude est facile à reconnaître.

L'ascendant moral du médecin est, ici, des plus importants : s'il ne sait gagner promptement la confiance de sa malade, elle s'obstine à ne suivre aucun traitement. Celui qui réussit le mieux, dans cet état morbide, consiste dans l'exercice à l'air pur, les amers et les ferrugineux, et surtout les pratiques hydrothérapiques, qui, en fouettant l'inertie des vaisseaux capillaires, réveillent, du même coup, les sécrétions, la calorification et la nutrition dans son ensemble :

« Nam qui stomachum regem totius corporis esse contendunt, verà niti ratione videntur », a dit, avec quelle vérité ! Serenus Samonicus.

Chez la femme faite, les troubles digestifs
sont parfois sympathiques des lésions utérines ;
pertes sanguines ou leucorrhéiques, métrites,
maladies de l'appareil utéro-ovarien. Les nausées
et les vomissements bilieux ou pituiteux, le pyrosis (soda ou fer chaud), les flatuosités, les accès
boulimiques, la tolérance bizarre de l'estomac
pour les aliments les plus indigestes, sont ainsi
liés intimement aux souffrances de la fonction
génitale, qui gouverne en tyran l'existence fémi-
nine. Le pronostic de ces symptômes est, naturellement, subordonné à l'avenir de la lésion
sexuelle et à son traitement approprié. Beau
rapporte que bien des jeunes femmes, incapables
de marcher sans éprouver des tiraillements de
l'estomac et une sorte de sensation de défaillance, se débarrassent de ces désagréables troubles
par le port habituel d'une ceinture hypogastrique bien faite, qui immobilise les organes
contenus dans le petit bassin. Jules Chéron a
fréquemment mis fin à des crises dyspeptiques
rebelles à tout traitement, en appliquant sur le

col utérin des pansements sédatifs à base de cocaïne. *Sublata causa, tollitur effectus.*

Toute femme dont l'estomac est sensible devra renoncer définitivement au port du corset long et serré vulgaire, qui comprime, déforme et rétrécit l'estomac, provoque le roucoulement ou *glouglou respiratoire* de Clozier et installe des troubles digestifs rebelles. Le corset doit être exempt de rigidité, très court et n'exercer aucune constriction épigastriqu   le meilleur modèle de ce vêtement est, assurément, celui imaginé par la maison d'orthopédie Rainal frères.

Chapitre XIII

Troubles digestifs liés aux vers intestinaux et au ténia.

L'ancienne médecine attachait aux vers intestinaux, surtout chez les enfants, une importance outrée : la médecine moderne, hypnotisée par ses microscopes, a le tort opposé de les méconnaître trop. Il est pourtant avéré qu'un grand nombre d'espèces vermineuses habitent le corps humain et sont capables d'y causer de graves dégâts et des troubles digestifs persistants.

Les vers intestinaux les plus communs sont les ascarides, les oxyures et les ténias. L'ascaride (surnommé *lombricoïde*, parce qu'il rappelle assez le lombric ou ver de terre) est long de 20 à 25 centimètres, jaune rougeâtre, luisant

et translucide. Ses œufs sont très vivaces,
puisqu'on les a vu se revivifier après sept ans
de dessiccation, et la fécondité de sa femelle
est terrible, puisqu'elle produit, en moyenne,
quinze mille œufs par jour! Étonnez-vous après
cela, de voir certains sujets expulser des ascarides par centaines !

L'ascaride se tient habituellement dans l'intestin grêle ; mais, parfois, il se laisse passer
dans le gros intestin, d'où il est évacué, alors,
spontanément par les selles. Plus rarement, il
remonte dans l'estomac et se trouve rejeté par
la bouche ou les narines. Lorsqu'ils sont très
nombreux, les vers peuvent provoquer l'obs-
truction et l'étranglement intestinal (coliques
du *miserere*). On a vu aussi un seul ascaride,
en pénétrant dans les voies aériennes, causer
la mort par asphyxie. Ces faits sont heureusement rares.

Les symptômes provoqués par la présence
des ascarides consistent en coliques, en douleurs
abdominales sourdes, picotements autour du
nombril, diarrhée fréquente, ballonnement du

ventre, selles glaireuses. La face du sujet est pâle, plombée et comme bouffie ; les yeux sont cernés, les pupilles dilatées, le mal de tête ordinaire. Chez les enfants, très sujets aux ascarides, on a voulu trouver un signe absolu dans le frottement habituel du lobule nasal par les mains du petit être : ce signe n'a, en réalité, pas grande valeur. Les démangeaisons anales, l'agitation dans le sommeil, les rêves fâcheux, le grincement des dents pendant la nuit, un appétit vorace et capricieux, constituent de bien meilleurs indices, et dont l'ensemble trompe assez rarement. Parfois, enfin, on constate de la toux sèche, l'odeur aigrelette et alliacée de l'haleine. Mais il faut bien savoir que le seul symptôme incapable de tromper, c'est la constatation de la présence des œufs, des vers ou de leurs fragments dans les excrétions alvines. Cela soit dit pour toute espèce de parasites, d'ailleurs.

Il est incontestable que la présence des ascarides est capable d'entraîner, par phénomène réflexe (principalement chez les jeunes sujets), des accidents nerveux fort graves en apparence. Les vertiges et les convulsions sont les plus fréquents : mais on a signalé, également, des cas d'hystérie, de catalepsie et d'épilepsie, de désordres intellectuels graves, de *chorée* ou danse de Saint-Guy, liés, d'une manière évidente, à l'origine vermineuse et disparaissant après médication vermifuge appropriée.

L'ail, l'absinthe, la mousse de Corse, et bien d'autres agents réussissent contre les ascarides. Mais la formule la plus fidèle consiste à administrer, tous les deux jours, pendant une semaine, un mélange de 5 centigrammes de santonine et de 5 centigrammes de calomel. Remarquons aussi l'inutilité des lavements, puisque le quartier général des ascarides est situé plus haut que la fameuse barrière des apothicaires. Après expulsion des ascarides, l'enfant sera soumis à un régime reconstituant ; on lui donnera du vin de Chassaing, des amers ; on modifiera, chez lui, le lymphatisme, terrain toujours favorable à la pullulation vermineuse. Jamais nous n'avons vu de vers chez un enfant soumis aux préparations iodées et ferrugineuses. *Experto crede....*

L'oxyure, dont on ignore encore l'exacte genèse, a l'aspect d'un morceau de mince fil blanc, de 2 à 4 millimètres de long : il se plait dans le rectum, où ses agiles évolutions provoquent un prurit intolérable, surtout aux approches de la nuit. L'oxyure cause, avec l'insomnie, l'abattement et la tristesse : de plus, il est coupable de désordres convulsifs réflexes, analogues à ceux que nous venons de décrire. Enfin, par son extrême mobilité et les démangeaisons qu'il sollicite *in regione pudenda*, il porte assez souvent à des habitudes vicieuses les jeunes garçons et surtout les petites filles.

Voici, contre les oxyures, le traitement qui nous a le mieux réussi : pendant huit jours, administrer, tous les matins, alternativement, un lavement d'eau de savon phéniqué au centième ou bien un lavement avec moitié infusion de tanaisie et moitié glycérine; le soir, on lave l'anus avec une petite éponge imbibée de liqueur de Van Swieten.

Le même traitement s'applique au tricho-
céphale, ver nématoïde très fréquent chez les
sujets qui souffrent de diarrhée habituelle.

Tous les vers que nous venons de signaler
se rencontrent de préférence en automne
(Hippocrate en avait déjà fait l'observation).
Cela tient assurément à ce que l'ingestion de
crudités, en été, n'est point étrangère à leur
prolifération. Outre donc la filtration, qui devra
être obligatoire pour toutes eaux de boisson, il
faut se mettre en garde contre les végétaux alibiles susceptibles d'avoir subi contact avec la
terre, et ne manger de fruits tombés, concom-
bres, potirons, betteraves, artichauts, salades,
racines, etc., qu'après les avoir convenablement
nettoyés.

Il est bon d'être prévenu des phénomènes
bizarres que peut produire, du côté de la vue,
la santonine, principe actif cristallin du semen-
contra, si usité contre les vers. Au bout d'une
heure ou deux après l'ingestion de doses un
peu fortes de cette substance (25 centigrammes
pour un adulte), les objets extérieurs prennent

une teinte jaune particulière et parfois une teinte rouge ou verte. Cette *xanthopsie* est tout à fait transitoire et disparaît au bout de la journée. Elle est due plutôt à une action spécifique sur la rétine et sur le nerf optique, qu'à la coloration des milieux de l'œil, admise par la plupart des auteurs. Car, la santonine est un poison du système nerveux, dont les effets se localisent sur les nerfs crâniens et sur l'encéphale.

Quoi qu'il en soit, elle constitue un excellent médicament contre les vers, et Bouchut a relaté l'observation remarquable d'un jeune enfant qui, sous l'influence de doses quotidiennes de 10 centigrammes de santonine, rendit, en quelques jours, 203 ascarides lombricoïdes.

Le médecin qui a à soigner des troubles digestifs, surtout chez l'enfant et chez la femme, doit toujours songer à une influence vermineuse possible. C'est ainsi que, sur 216 malades soignés (de 1879 à 1883) par l'auteur de ce livre, pour une dyspepsie plus ou moins invétérée, il se trouva (24 fois pour les ascarides et 16 fois pour le ténia) que l'origine vermineuse était en cause.

Et pourtant, les troubles digestifs causés par le ténia sont plus communs et plus marqués en général.

On appelle *ténia* un ver aplati, rubané, articulé à anneaux plus ou moins larges. Il en existe de nombreuses espèces. Les plus fréquentes chez l'homme sont : le *solium*, dont la tête est pourvue de quatre ventouses, et le rostre muni d'une double couronne de crochets ; il nous est donné surtout par le porc ; l'*inerme* est sans crochets ; ses anneaux sont plus épais et plus longs et son origine est le bœuf ; le *bothriocéphale*, sans crochets également, possède deux fossettes latérales à la tête et des anneaux bien plus larges que longs. C'est ce dernier ver qui détermine le plus d'accidents : et c'est aussi le plus dur à expulser : heureusement, il est rare en France. Fréquent en Russie et en Suisse, le bothriocéphale nous vient de certains poissons de la famille des salmonides.

Le ténia peut être long de 5 à 8 mètres et

au-delà (nous en ayons fait expulser un de
18 mètres à l'un de nos malades). Son surnom
de *ver solitaire* est immérité, car on en trouve
parfois 8 ou 10 dans certains intestins. Je regrette
de contrister ici la poétique mémoire du regretté Mac-Nab ; mais poésie n'est que fiction.
Et puis, pourquoi chanter

En vers de douze pieds un ver de douze mètres ?

Les premiers symptômes du ténia consistent
en une voracité boulimique ; on dit même que
les Abyssins cherchent, comme un précieux
apéritif, à héberger ce triste amphitryon ! L'exagération de l'appétit dure pourtant plus en
général, et fait bientôt place à des douleurs et
à des coliques ; le sujet accuse un état général
de lassitude, avec amaigrissement marqué, vertiges, étourdissements et crampes, envies fréquentes d'uriner, sensations gastro-entéralgiques
variées, coïncidant avec les heures de repas.
Les douleurs sont volontiers exaspérées par
certains aliments (sel, sucre, acides, condiments)
et calmés par d'autres (lait, œufs, huiles, graisses).
C'est ainsi que l'animal, par des déplacements ou

par une tranquillité *caractéristiques*, exprime son plaisir ou son mécontentement.

Souvent on prend pour des malades gravement atteints de l'estomac ou de l'intestin de simples porteurs de ténias. Il ne faut donc jamais négliger l'examen journalier des selles, seul capable d'exhiber les anneaux épars et de préciser aussi la variété du ver, de manière à expulser, d'une manière rapide et certaine, cet hôte dégoûtant, dont les cysticerques peuvent, en s'enkystant dans d'importants organes, provoquer de mortels accidents. Il faut bien savoir aussi que le ténia, mieux encore que les ascarides et les oxyures, est passible de désordres nerveux étranges, c'est ainsi qu'on a signalé la manie, les tremblements, le strabisme, la surdité et la cécité passagères, l'aphonie et les convulsions, sous la dépendance réflexe de cet étrange cestoïde.

L'origine de tous les vers, cela est prouvé aujourd'hui, est dans les aliments. L'enfant, exclusivement nourri du lait maternel, n'a pas de vers. L'alimentation grossière, les fruits, les crudités, les salades, les eaux non filtrées sont les causes les plus incriminées de l'ascaride et de l'oxyure, dont les œufs, ingérés par nous, éclosent dans nos intestins. Les villes où l'on boit l'eau des fleuves, les campagnes où l'on boit l'eau des mares, présentent de nombreux sujets vermineux. Pour le ténia, ce sont les viandes et les poissons mal cuits, ainsi que la promiscuité avec certains animaux vivants, capables de souiller nos aliments, qui sont les vraies causes du parasitisme. Remarquons que ce sont précisément les bêtes nourries d'aliments de rebuts et d'eaux sales, qui sont le plus suspectes : le canard et le cochon, « ces chiffonniers de nos fermes » (Bordier) sont, aussi souvent, vermineux que le chiffonnier des rues de Paris. Le seul remède préventif des vers consiste donc à bien faire cuire tous les aliments et à renoncer à l'usage de la viande crue et du sang : les juifs qui observent fidèlement le code alimentaire de Moïse n'ont jamais de vers.

Il est probable qu'autrefois tous nos entozoaires vivaient dans l'eau, rudimentairement développés. En ingérant leurs larves ou *cysticerques*, l'animal, et surtout l'homme, ont métamorphosé, peu à peu, les conditions vitales de ces êtres. Pour se fixer dans l'intestin des mammifères, le *struggle for life* les a munis de ventouses et de crochets : argument (dont l'homme aurait pu se passer) en faveur de la réalité du *transformisme* par les milieux différents.

Voici le meilleur traitement du ténia. On choisit le moment où l'on rend des fragments du ver. La veille du jour de l'expulsion, on prend deux lavements et l'on dîne avec deux tasses de lait seulement. Le lendemain, de bonne heure, on prend, de dix minutes en dix minutes, une capsule formée de 50 centigr. d'extrait éthéré de fougère mâle et de 5 centigr. de calomel. Après la douzième, le ver, engourdi, est expulsé par une dose de teinture de jalap : pour éviter qu'il ne se brise par son poids, et que la tête demeure dans l'intestin, on devra aller à la selle sur un vase à demi plein d'eau tiède.

Lépine recommande, avec raison, de ne jamais dépasser 10 gr. d'extrait de fougère mâle ; car l'acide filicique, principe actif de cette substance, peut produire des accidents nerveux extrêmement graves. Comme purgatif, on évitera l'huile de ricin, qui dissout l'acide filicique.

Nous n'insisterons pas sur les autres ténifuges, parce qu'ils ne valent point la fougère mâle. Le kousso d'Abyssinie est trop nauséeux et d'un prix élevé : le kamala et la graine de courge sont assez infidèles; la racine de grenadier et la pelletiérine, qui est son principe actif, causent des vertiges, des étourdissements et des nausées. Il faut se méfier aussi de l'action de tout ténifuge qui n'est pas récemment préparé; car ces agents pharmaceutiques s'altèrent très rapidement, c'est un fait reconnu.

Lorsque le ténia a été rendu, il faut toujours rechercher avec soin la tête et l'examiner à la loupe, afin d'être exactement éclairé sur le pronostic.

Après l'expulsion d'un ténia, nous faisons toujours suivre au sujet, débarrassé de son parasite, le traitement suivant: avant chaque repas, dans un gobelet de quassia amara rempli d'eau de Vals, source Saint-Jean, cinq gouttes de liqueur de Fowler et cinq gouttes de teinture de Baumé. Cette simple prescription amène une réparation rapide et empêche le retour d'accidents réflexes ou sympathiques du côté de l'estomac et de l'intestin.

A la suite du ténicide, comme du vermifuge, n'oublions jamais de reconstituer le sujet. La diathèse vermineuse est l'apanage des lymphatiques : l'appauvrissement et la déchéance organiques constituent, pour les entozoaires, le véritable milieu de culture. C'est peut-être ce qui avait fait professer à nos anciens leur doctrine de *l'helminthiase* ou de la génération spontanée des vers (1).

(1) Pour détails sur la *médication vermicide*, consulter mon livre « *Les remèdes qui guérissent* » (Doin, édit.).

Chapitre XIV

Le vertige stomacal.

Les troubles sympathiques de l'estomac sont connus depuis Galien, qui accuse la dyspepsie de produire l'oppression, le délire, les convulsions, la mélancolie. J'ai observé des sujets qui, après chacun de leurs repas, avaient comme les membres broyés et le cerveau vide. Que de gens de lettres ne peuvent travailler qu'à jeûn, incapables qu'ils sont de s'assujettir à rien de sérieux, à cause de leur dyspepsie *post prandium!* D'après Beau, la plupart des névroses dérivent de dérangements d'estomac : si la boite crânienne contient le centre nerveux animal, l'épigastre est le siège du centre nerveux organique.

Parmi les troubles morbides sympathiques le plus communément liés à la dyspepsie, signalons :

l'*oppression*, qui va, parfois, jusqu'à imiter les suffocations angoissantes de l'angine de poitrine, mais qui, le plus souvent, ne dépasse guère, en intensité, la sensation bien connue de la boule hystérique. La *toux gastrique*, quinteuse, férine, débute par un picotement au larynx, des bâillements, et s'accompagne de strangulation et de raucité vocale. On peut aussi signaler, comme phénomènes sympathiques dus au pneumogastrique : les palpitations, le hoquet, les névralgies intercostales, la somnolence et l'insomnie; la migraine (neuf fois sur dix, d'origine gastrique, etc.) et le vertige stomacal, auquel nous voulons consacrer spécialement ce chapitre d'hygiène et médecine pratiques.

Assez analogue au mal de mer, affectant, parfois, la forme d'une ivresse inconsciente (un malade me disait n'avoir *plus de tête*, aux moments de ses accès), le vertige stomacal a été connu, et même décrit, par les auteurs les plus anciens. Hippocrate parle de la défaillance qui fait cortège à la faim non satisfaite; de la débilité qu'éprouvent certains estomacs irritables, lorsque s'écoule l'heure habituelle des répas. Arétée nous fait observer l'ivresse sanguine qui s'empare des sujets congestifs, lorsque (principalement pendant les ardeurs de l'été) ils gorgent de victuailles et de boissons leur garde-manger organique....

Ce sont là les deux formes cliniques *(ab inediâ et à crapulâ)* de « *vertigo per consensum ventriculi,* » que Trousseau n'a guère eu que la peine de rajeunir. Ce trouble cérébral dans la perception des objets, *à stomacho læso,* nous démontre ce qu'il y a de profonde vérité dans le mot de Bordeu : « Toute l'économie a faim, toute l'économie digère par l'estomac, » qui est le distributeur et le régulateur de la santé générale. Le vertige stomacal se caractérise par une sensation de tournoiement (quelquefois d'un abîme surgissant aux pieds du malade); il s'accompagne de tendances syncopales, de bluettes, de mouches volantes. Il survient, d'ordinaire, à la suite de bâillements, d'inclinaison ou de redressement brusques de la tête : il n'est point rare au lit, le malade étant couché; j'ai remarqué que tous ceux qui rêvent volontiers de précipices, de chutes

d'un lieu élevé, sont, plus ou moins, des dyspeptiques.

Le *vertigo a crapulâ* s'accompagne de digestions laborieuses, de vide dans la tête, de cercle
sur les tempes ; le « mal aux cheveux » des
ivrognes est l'exagération de cette céphalée.
Quant au *vertigo ab inediâ*, sa caractéristique est
de s'atténuer, ou même de cesser immédiatement,
par l'ingestion des aliments et des boissons.

Il est des estomacs auxquels certains aliments
causent des accès vertigineux : Mme du Deffand
était de ce nombre, et maudissait les fraises et
la crème. L'un de mes clients a la susceptibilité
des eaux minérales ; même faiblement gazeuses,
elles provoquent, chez lui, l'apparition immédiate
du vertige.

Les causes morales jouent un grand rôle dans
l'apparition de ce symptôme, fréquemment lié
aux efforts abusifs de l'attention, aux préoccu-
pations morales et intellectuelles de tous ordres,
au travail cérébral soutenu et prolongé. C'est
là qu'il faut chercher l'origine et le secret de
ces inanitions dyspeptiques. qui sont comme

l'apanage des classes sociales éclairées. Combien d'individus restent pauvres de nutrition, au milieu des richesses de leurs esprits et de leurs portefeuilles! Leurs misères viennent du système nerveux, surmené et épuisé, incapable de commander fructueusement à la physiologie organique.

Le vertige stomacal est, le plus souvent, lié à la dyspepsie flatulente, que Frédéric Hoffmann appelle, avec raison, *dyspepsie des lettrés*, parce que les lettrés ont coutume de détourner, au profit de l'énergie méditative, l'incitation nécessaire et destinée au tube digestif. Dans ces cas, qui sont, hélas! légion, combien les drogues agissent peu et mal, en regard de l'action puissante du régime et de l'hygiène! Pourquoi faut-il que les gens instruits soient si crédules envers les charlatans et si défiants vis-à-vis des vrais médecins?

Les médications qui m'ont le mieux réussi contre le vertige stomacal sont : l'hydrothérapie et les frictions, les vésicatoires au creux de l'estomac, et les amers et alcalins à l'intérieur (avant chaque repas, une cuiller à café d'un mélange de bicarbonate de soude et de poudre de colombo). L'exercice régulier doit toujours être recommandé, parce qu'il déplace l'irritation viscérale, en consumant, comme le dit Broussais, une activité superflue et en appelant les forces du côté de la nutrition et des liquides sécréteurs, ces indispensables agents de toute chimie digestive régulière. La vectation, et surtout la navigation, le massage, les frictions et l'électricité, représentent des exercices *passifs*, très suffisants dans l'espèce, et auxquels les dyspeptiques les plus paresseux, les plus abouliques, les plus ancrés dans l'immobilisme musculaire, n'éprouvent aucune difficulté à se soumettre.

Quand au régime alimentaire, souvenons-nous du mot d'Alibert : « L'art de vivre est souvent l'art de s'abstenir ». Que de dyspeptiques entretiennent soigneusement leurs maux, faute de volonté pour éloigner de leur table ce qui leur fait mal ! L'*homo sapiens,* ô dérision! est le seul animal recherchant avidement les condiments, les boissons fermentées, la bière après les repas, les apéritifs auparavant et le tabac dans les intervalles; tout ce qui entretient, chez lui, un catarrhe gastrique continu, qui le minera, de plus en plus, dès sa jeunesse. En matière de régime surtout :

Chacun a son défaut, où toujours il revient :
Honte ni peur n'y remédient.

Nous ne saurions tracer, ici, les règles diététiques du vertige stomacal, variables avec le genre de dyspepsie que ce symptôme accompagne. Chez les sujets nerveux, affaiblis, qui vivent surtout par le cerveau, on recommandera les viandes rôties, dégraissées, le veau et les gallinacés, le poisson, la cervelle, les œufs frais, les bouillies de céréales, la phosphatine, les aliments lactés; les pâtes alimentaires, les carottes, artichauts, salsifis, choux-fleurs, citrouilles, navets; ils éviteront le porc, l'oie, le canard, qui sont, selon Hippocrate, des aliments d'athlètes ; les poissons graisseux, comme l'anguille et le saumon ; le bouillon gras, les viandes bouillies, les fritures, les ragoûts, les pâtisseries, les crudités en général. Ils boiront :

à l'un des repas, un verre de vin blanc coupé d'un verre d'eau de Vichy (Célestins); à l'autre, deux verres de bière houblonnée, médiocrement mousseuse ou un verre de bière de santé étendue de moitié Vals, source Saint-Jean.

Chez des névropathes et chlorotiques très affaiblis, dont l'appétit était nul, sujets à des vertiges et à des vomissements fréquents, j'ai souvent réussi à ranimer l'harmonie des fonctions digestives, par des lavements avec un mélange de 150 gr. de vieux bordeaux et de 150 gr. de bon bouillon bien dégraissé : il va sans dire que le rectum devra être, préalablement, nettoyé et vidé par un lavement simple. C'est là une méthode que je recommande énergiquement aussi aux gynécologistes, pour triompher des vomissements dits *incoercibles* des femmes enceintes. La pepsine et les peptones de bonne qualité (marques Chassaing) rendent, ici, des services faciles à comprendre, en suppléant au défaut du ferment gastrique chez les sujets débilités.

Chapitre XV

De la Gastralgie.

La gastralgie est, en quelque sorte, la *névralgie de l'estomac.* Souvent héréditaire, elle succède volontiers aux privations, aux irrégularités dans le régime. Elle est commune chez les chloro-anémiques, ainsi que chez les femmes dont la menstruation est irrégulière ou dont l'économie a été fatiguée par la grossesse et l'allaitement. Les sujets qui mangent précipitamment ou qui lisent en mangeant; les gloutons, qui avalent sans mâcher; les édentés, dont la mastication est, forcément, incomplète; les fumeurs exagérés, qui gaspillent leur sécrétion salivaire, dont l'importance est capitale dans l'acte digestif *(prima digestio fit in ore);* toutes ces catégories aboutissent, fatalement, un jour ou l'autre, à la gastralgie.

Les trop longs intervalles mis entre les repas nuisent au moins autant au jeu normal de l'estomac que les repas trop rapprochés. Ils ralentissent le cours de la bile et congestionnent le foie. C'est aussi pour cette dernière raison que les troubles digestifs sont si fréquents dans l'été et dans les pays chauds. Méfions-nous, à ce propos, des boissons aqueuses abondantes; qu'elles soient chaudes ou froides, acidulées ou aromatiques; qu'elles s'appellent sirop, limonade, café, thé, bière ou lait, elles nuisent souverainement au tube digestif; elles attendrissent et rendent molle la muqueuse de l'estomac, la font macérer, en quelque sorte; lui enlèvent sa tonicité normale, diluent le suc gastrique et activent la sécrétion des mucus; les souffrances gastralgiques qu'elles engendrent préludent, fréquemment, au catarrhe de l'estomac, complication sérieuse....

Rare chez les campagnards, la gastralgie s'attaque surtout aux sujets sédentaires, dont la mobilité nerveuse est l'un des caractères professionnels; aux artistes, aux gens de lettres, aux financiers, dont les centres nerveux sont en

émoi permanent et qui ne sortent guère de leur
contention d'esprit que pour aller faire d'autres
infractions à l'hygiène. La brusque action du
froid sur l'estomac pendant la digestion doit être
aussi incriminée et il faut bien dire qu'elle n'est
jamais aussi fréquente que dans la saison estivale.
Le froid horripide, en quelque sorte, le tube
digestif, arrête son travail, provoque la gêne
respiratoire, la pesanteur épigastrique, les bouffées
de chaleur au visage, les étourdissements et
l'obtusion intellectuelle. Je n'insisterai pas longuement sur l'action des causes morales ou nerveuses :
cette action est familière à tous mes lecteurs.
Les contrariétés, la jalousie, la colère, entravent
l'acte digestif : ne suffit-il pas que l'imagination
nous évoque quelque souvenir répulsif, pour
provoquer aussitôt une constriction de l'estomac,
une sorte de gastralgie passagère ?

Le plus souvent, la gastralgie apparaît entre
les repas ou aux débuts de la digestion : un
malaise particulier, avec douleur sourde, une
bizarre sensation de chaleur ou de froid intérieur ;
coïncidant ou non avec le gonflement du creux

épigastrique : tels sont les symptômes de la forme morbide la plus bénigne.

Certaines personnes ont la sensation de fourmis ou d'animaux qui se promèneraient dans leur estomac. D'autres éprouvent des bâillements, des borborygmes, des vertiges. Enfin, la gastralgie revêt la forme, pénible et tapageuse, de *crampes*, surtout chez les femmes nerveuses et les jeunes filles anémiques; elle éclate, alors, comme une douleur vive, lancinante, névralgique, ordinairement calmée par la compression et le décubitus ventral. En dehors des accès, l'appétit est diminué ou exagéré, mais toujours dépravé et perverti; la digestion s'accompagne d'état migraineux, de battements de cœur, parfois même de pulsations épigastriques, que l'on a rattachées, à tort, à l'anémie, car elles ne sont, le plus souvent, que de simples oscillations musculaires, liées à la névropathie générale. La coexistence de la constipation et de l'hypocondrie avec la gastralgie est un fait signalé, enfin, par tous les observateurs.

« Celui qui souffre de l'estomac, écrivait Celse, il y a près de deux mille ans, doit se promener, lire à haute voix, jouer à la balle ou faire des armes, afin d'exciter les parties supérieures du corps. » Ce traitement par l'exercice est, encore aujourd'hui, l'un des meilleurs contre la gastralgie : que de crampes d'estomac n'ai-je point guéri, chez des jeunes filles, par la simple prescription des haltères! Je ne me charge pas d'expliquer exactement pourquoi cette activité musculaire et circulatoire, imprimée au thorax et aux membres thoraciques, devient victorieuse des troubles gastralgiques : ce qui est certain, c'est qu'elle se montre toute puissante, surtout lorsque l'exercice a lieu au grand air. La gymnastique dite *de chambre* perd, dans l'air confiné, les trois quarts de ses vertus; nous avons déjà insisté sur ce point dans notre ouvrage : *La santé par l'exercice.*

Le muscle est le fourneau des combustions vitales et le véritable régénérateur des nutritions défaillantes.

Le régime des gastralgiques sera, d'ordinaire, tonique et fortifiant : la viande rôtie, les légumes verts et le bordeaux coupé d'eau en formeront la base. Il faudra régler les heures des repas, tout en calmant les crampes et la pseudo-sensation de faim, par le moyen de quelques gorgées de lait cru additionné d'un peu de sirop diacode.

Parfois, l'éréthisme nerveux des gastralgiques s'accommode assez mal du régime tonique. Recourez, alors, pendant quelques semaines, à une diète légère, adoucissante et sédative : bouillon de poulet mêlé de lait, gelées de volailles ou de poisson, viandes blanches braisées, fruits cuits, bouillies d'orge et d'avoine : le tout, réparti en quatre légers repas. Comme boisson, un verre, au plus, d'eau de Vals (St-Jean) sucrée, additionnée d'une cuiller à café de kirsch et d'autant d'eau de fleurs d'oranger, à chaque repas.

On combattra la constipation et la congestion du foie par les grands lavements de saponaire froide : on fuira, comme la peste, les purgatifs et les vomitifs. Le bon fonctionnement de la peau diminue l'empire tyrannique de l'estomac sur l'économie humaine. Une dame vomissait, depuis trois mois, tous ses repas: Franck lui ordonna de manger au bain, et les vomissements cessèrent. On luttera contre l'hypocondrie, apanage des neurasthémiques et des demi-savants en médecine ; on évitera la tristesse, la contention d'esprit et les orages passionnels. C'est là un précepte capital, qui montre la médecine «office de cœur plus que d'apothicairerie» : souvenez-vous que les esprits chagrins, les grincheux, les nostalgiques, meurent fréquemment par l'estomac. Terminons en rappelant qu'un bon régime est seul capable de guérir les souffrances de cet organe, puisque l'aliment est, en somme, le pansement, véritable et naturel, de la muqueuse digestive endolorie.

Malheureusement, bien rares sont les médecins qui savent insister sur ce chapitre capital, la prescription diététique : ou bien, lorsqu'ils le font, c'est d'une manière incomplète et intransigeante, parce qu'ils appuient trop l'ordonnance sur les aptitudes de leurs propres estomacs et pas assez, hélas ! sur celles de leurs clients. Chaque malade nouveau réclame une nouvelle étude et le libellé d'un régime nouveau....

Voici, d'après les récentes expériences de

5*

Penzoldt, un aperçu utile sur la digestibilité
ordinaire de divers aliments :

Volaille à chair blanche (poulet, pigeon), plus
digestive que la volaille à chair noire (canard,
oie). Volaille bouillie plus digestive que la volaille
rôtie.

Bœuf. Il faut 4 1/4 à 5 heures pour la digestion
de 250 grammes de bifteck, une heure et demie
de moins pour le bifteck cru haché. La chair
à saucisse râclée de bœuf est également très
digestive.

Porc. Difficile à digérer. 170 grammes seulement ont été supportés.

Veau. Se rapproche du bœuf pour la digestibilité.

Cervelle cuite et glande de thymus hachée. Aliments des plus digestifs.

Poissons. Les poissons de mer, le brochet, la
carpe et surtout les huitres sont d'une digestion
facile ; le saumon, le poisson en conserve, le
caviar salé, d'une digestion difficile.

Pain blanc. Il est digéré après 2 heures 20 minutes. Aucune différence notable n'a été constatée entre le pain frais et le pain rassis, entre la mie et la croûte. La digestion est plus lente, si l'on absorbe en même temps du liquide.

Légumes. Les *légumes farineux* ne peuvent être absorbés qu'en quantités modérées. Le *riz* est fort peu digestible. Les légumes secs sont plus digestifs sous forme de purée passée. Les *pommes de terre* traversent l'estomac assez rapidement, surtout cuites dans l'eau salée. Le *chou-fleur*, parmi les légumes verts, est le plus digestif; viennent ensuite les asperges, le chou-rave, la carotte. Les haricots verts sont, paraît-il, très lourds à digérer.

Œufs. Sont plus faciles à digérer cuits que crus, très difficiles quand ils sont durs. Les premiers séjournent 1 3/4 heure dans l'estomac, les seconds 2 1/4 heures et les troisièmes 3 heures.

Boissons. Deux cents centimètres cubes de liquide séjournent en moyenne 1 1/2 heure dans l'estomac. Les boissons gazeuses passent rapidement ; les boissons alcooliques restent le plus longtemps. Le lait cuit n'a pas un plus long séjour que les autres boissons.

Une quantité de filet six fois plus grande reste dans l'estomac trois fois plus longtemps que la quantité moyenne fixée par l'expérience. La quantité de biscuit quatre fois plus grande exige une durée deux fois plus longue pour sa digestion. Pour les boissons, la dose cinq fois plus considérable ne demande pas plus de deux fois de temps pour quitter l'estomac.

CHAPITRE XVI

L'ulcère de l'estomac.

Plus fréquent chez la femme que chez l'homme (lié qu'il semble, assez souvent, à des troubles de la fonction spéciale au sexe féminin), l'ulcère de l'estomac est une maladie de l'âge adulte. On le voit succéder à des privations, à des fatigues excessives. La plupart des observateurs font jouer, pour sa production, un rôle capital à l'altération des vaisseaux de l'estomac, par l'influence nerveuse des vaso-moteurs : ils rapprochent, ainsi, cette affection de ces manifestations trophiques étranges : le zona, la gangrène des extrémités, l'hématome des oreilles, etc., etc.

L'ulcère de l'estomac est très commun en Allemagne, où l'on a l'habitude des repas copieux et multiples, composés de charcuterie épicée, de pâtisseries arrosés de bière forte, de vins acides, d'alcools variés... et avariés. Hayem attribue l'ulcère gastrique à l'action offensive sur la muqueuse d'un culot alimentaire résiduel très acide, qui, pendant la nuit principalement, déterminerait, dans le voisinage du pylore, une inflammation localisée. Mais il est certain aussi que l'ulcère gastrique peut également être provoqué par une chute sur l'estomac, une vive contusion de cet organe (rixes des boxeurs), surtout lorsqu'il s'agit du choc intense et brusque d'un corps contondant, venant frapper l'organe dans son état de plénitude et de distension. L'influence de l'utérus et de l'état puerpéral sur la production de la maladie est encore mal expliquée : mais elle est certaine (les auteurs anglais vont jusqu'à dénommer l'ulcère rond « ulcère menstruel. »)

L'ulcère de l'estomac a les débuts insidieux d'une dyspepsie banale, dont les douleurs, toutefois, augmentent pendant la digestion, ou à l'occasion des émotions morales, de la période menstruelle, etc. L'appétit est longtemps conservé, malgré les souffrances de l'estomac, la lenteur et la difficulté des opérations digestives, les renvois acides, l'intolérance alimentaire, les vomissements faciles. Dans cette période *prodromique* de l'ulcère proprement dit, le suc gastrique offre, presque toujours, une acidité exagérée : en s'efforçant de la combattre (ce qui est toujours assez facile), le médecin pourra, presque infailliblement, parer à des accidents ultérieurs, que je vais énumérer succinctement.

L'épigastre devient le siège d'une sensibilité habituelle, qui s'exaspère par la pression : le malade supporte mal les vêtements serrés et (si c'est une femme) le corset. La douleur du creux de l'estomac devient plus intense après les repas et arrive à son paroxysme pendant la demi-heure, ordinairement, qui suit l'ingestion des aliments. C'est le contraire des gastralgiques, qui (vous le savez) souffrent surtout dans l'état de vacuité de l'organe malade. De plus, les ulcéreux ressentent dans l'estomac comme une plaie vive, dès qu'ils s'avisent de toucher aux épices, à l'alcool, aux acides, aux boissons trop chaudes ou trop froides. Enfin, ils éprouvent, entre les deux épaules, dans la région dorsale et médiane de la colonne vertébrale, une douleur analogue à celle de l'épigastre, c'est-à-dire rongeante et constrictive. Ce n'est là que le retentissement *sympathique* (j'emploie ce mot dans le sens physiologique, bien entendu) de la douleur d'estomac ; et la preuve, c'est qu'elle se réveille par la pression de l'épigastre. Il s'agit d'un symptôme *caractéristique*, légitimement surnommé *douleur en broche.*

Ordinairement, l'immobilité calme la douleur, tandis que les mouvements tiraillent l'ulcère et le sensibilisent. Toutefois, la flexion du tronc en avant calme certains malades.

L'ulcéreux éprouve des vomissements alimentaires acides, glaireux et bilieux, et des vomissements rouges abondants, vomissements de sang, distincts de ceux du cancer (qui sont d'une couleur *marc de café* et moins copieux en général). Parfois, on constate aussi des selles noires *(mélœna)* dues à du sang digéré (1).

Je n'insisterai pas sur les symptômes moins importants : dégoût et nausées, tendances aux défaillances, palpitations et troubles du cœur, frissons pendant la digestion, moral gravement atteint, etc... L'anémie qui succède aux pertes sanguines ne ressemble pas à la teinte jaune paille et à la cachexie spéciale des cancéreux : c'est une sorte d'anémie *foudroyante,* selon le mot de G. Sée.

Les forces baissent, la maigreur est rapide; les douleurs sont parfois intolérables dans l'après-midi et dans la nuit ; la soif est ardente, les vomissements fréquents, avec prostration et grand brisement des membres.

Il est bon de savoir que, surtout chez les hémorrhoïdaires, le vomissement de sang peut

(1) En dehors du cancer et de l'ulcère, le vomissement de sang peut se manifester dans l'hystérie : il semble alors supplémentaire du flux menstruel. Dans les fièvres graves (fièvre jaune), les maladies du cœur, du foie et de la rate, le vomissement sanguin résulte de la gêne apportée à la circulation abdominale et des altérations du liquide qui transsude plus aisément à travers les vaisseaux.

dépendre d'une rupture veineuse dans l'estomac variqueux. Cette variété d'ulcère, peu grave en général, se produit de préférence, chez des sujets délicats et hémophiles, les affaiblis, les arthritiques, les hépétiques. Dans ces cas, on n'observe point cette douleur rongeante qu'exaspèrent les aliments et boissons et qui est spéciale à *l'ulcus rotundum.*

L'ulcère gastrique se plaît près du pylore : ce qui nous explique les rétrécissements pyloriques qui, parfois, succèdent à sa guérison. Sa forme est arrondie ; ses bords sont taillés à pic, comme s'il résultait d'une sorte de digestion de la muqueuse par un suc corrosif. La maladie est souvent curable, mais elle récidive aisément. Parfois, les hémorrhagies sont mortelles : j'ai vu aussi le cancer se greffer sur l'ulcère. Enfin, on observe la perforation de l'estomac, avec péritonite mortelle, même dans des cas où l'ulcère n'avait pas été diagnostiqué nettement : ce qui prouve qu'il faut toujours *se méfier de la dyspepsie* et ne point négliger de soigner son estomac !

Je répète, néanmoins, que l'ulcère gastrique est très susceptible de guérir, puisqu'on en retrouve la cicatrice dans nombre d'autopsies de vieillards. Enfin, j'ajoute que, chez les jeunes femmes, le vomissement de sang, qui est, assez souvent, supplémentaire des règles, est loin d'offrir la gravité qu'il offre dans d'autres circonstances.

Le meilleur traitement consiste dans le repos absolu de l'estomac. Je conseille, pour immobiliser l'organe, le séjour au lit, si cela est possible, ou bien une excellente ceinture contentive. Le lait est le topique par excellence ; au point de vue alimentaire, c'est lui qui imposera le moins de fatigue à l'estomac. On en donnera 3 à 4 litres par jour (diète lactée exclusive) additionné d'un peu d'eau de chaux (2 cuillerées par litre). Lorsque le lait (ce qui arrive parfois) est mal toléré, on le remplacera par des bouillons de veau et de poulet, additionnés d'un peu de farine de riz, de phosphatine, de maïs, d'avoine, d'orge, de lentilles ou de pois chiches, en se basant sur le goût instinctif du client, mais en évitant absolument le sucre. Parfois, j'ai vu bien supportés le lait de poule non sucré, les bouillons de tortue et de grenouilles.

Pour calmer la douleur, je conseille, toutes les deux heures, une tasse de tisane de gomme arabique, additionnée de dix gouttes de teinture thébaïque et de 5 centigrammes de nitrate d'argent en soluté.

Je suis très partisan des sangsues et des vésicatoires au creux de l'estomac; et même (imitant en cela la pratique de mon regretté maître Peter), je n'hésite pas à ponctuer, superficiellement, au thermocautère, la surface cutanée, préalablement ulcérée par un vésicatoire. Pour calmer la douleur, je préfère, de beaucoup, les poudres aux potions, parce que les poudres s'étalent, comme un pansement, à la surface de l'estomac : ma formule consiste en phosphate de chaux, salicylate de bismuth, condurango, magnésie, opium et ciguë. Je repousse tout lavage d'estomac, parce qu'il peut provoquer une hémorrhagie.

Lorsque celle-ci se produit, je donne du suc de citron glacé dans de l'eau de Vals (source Précieuse) et je fais prendre une potion avec 4 grammes d'extrait de monésia et 1 gramme d'ergotine; en même temps, j'alimente le malade par le rectum (lavements de peptones Defresne).

La convalescence sera surveillée et le régime maintenu très sévère. On reviendra à l'alimentation normale par les aliments à base de lait, les œufs mollets, les bouillies de céréales, les panades bien passées, le tapioca, les pâtes, la purée de pommes de terre, la viande râpée, la peptone Defresne. Comme boisson, l'extrait de malt Déjardin, étendu avec Vichy (Grande-Grille). Tous les jours, frictions alcooliques, matin et soir, sur tout le corps; toutes les semaines, un grand bain alcalin-ammoniacal-gélatineux. Ce n'est *qu'avec la plus sage lenteur* qu'on reviendra à la nourriture solide, et le malade devra, pour toute sa vie, renoncer aux *ingesta* irritants, s'il est soucieux de se garer de la récidive morbide. En cas d'embarras gastrique ultérieur, il se souviendra de dire à son médecin de ne point lui prescrire de vomitif !

Le Docteur Lebert, de Breslau, qui a fait de l'ulcère gastrique la plus complète étude, reconnaît plusieurs formes morbides distinctes, dans cette affection. C'est, d'abord, une forme *aiguë*, avec perforation rapide de l'estomac et péritonite diffuse mortelle. Ensuite, une forme *hémorrhagique*, avec forts vomissements de sang : elle s'observe surtout chez les scorbutiques, les hémophiles. La forme dyspeptique ou catarrhale, fréquemment confondue avec la dyspepsie acide ou avec la dyspepsie nerveuse, présente, toutefois, les douleurs caractéristiques de l'ulcère : on l'observe, notamment, chez les alcooliques, dont les ulcères sont peu profondément destructeurs et n'exposent que rarement à des accidents redoutables. Il y a, enfin, des formes : *gastralgique*, avec prédominance des paroxysmes douloureux ; *vomitive*, avec prédominance des vomissements alimentaires et muqueux ; *cachectique*, simulant le cancer sans tumeur : dans ce dernier cas, l'ulcère siège habituellement aux environs du pylore et entraîne les accidents de rétention alimentaire familiers au cancer.

Cette classification de Lebert, exposée au Congrès de Genève de 1877, me semble, d'après ce que j'ai vu dans ma clientèle, la classification la plus clinique.

Chapitre XVII

Le cancer de l'estomac

C'est, le plus souvent, sous la forme de troubles gastriques quelconques, rattachés à des passions tristes, à un chagrin intense ou prolongé, que débute le cancer, dont on s'inquiète peu, tout d'abord. Cependant, la durée tenace des accidents et leur résistance aux traitements ordinairement appliqués pour les perturbations digestives, déconcertent bientôt l'homme de l'art, qui ne tarde pas à en apprécier alors le caractère de haute gravité C'est souvent d'une manière brusque et inattendue, à l'époque de l'âge de retour, que l'on voit éclater les accidents cancéreux, et cela (on l'a bien souvent remarqué) chez des sujets jusqu'alors doués du meilleur estomac : rarement ceux

qui ont souffert depuis leur jeunesse de difficultés digestives habituelles deviennent la proie
du cancer.

Une perte persistante de l'appétit, rebelle
aux médications apéritives et excitantes, et
surtout le dégoût prononcé pour la viande,
sont les phénomènes du début. La douleur est
variable, parfois intense et rongeante, parfois
sourde ou même nulle. Les digestions sont
lentes et difficiles, entrecoupées de rapports
nidoreux ; la constipation est généralement
marquée. Les vomissements manquent rarement. Ce sont des vomissements glaireux, sans
efforts, affectant parfois la forme d'une véritable rumination: des vomissements alimentaires,
survenant surtout lorsque le malade cherche à
forcer son alimentation ; enfin, des vomissements marc de café, dus à du sang altéré ;
avec ces vomissements coïncident souvent des
selles noires *(melœna)*.

Bientôt on constate, au creux de l'estomac,
une tuméfaction inégale, sensible, de consistance variable. Cette tumeur est surtout per-

ceptible lorsqu'on fait asseoir le malade et qu'on lui fait faire de profondes inspirations, capables d'abaisser son diaphragme.

. Cependant, l'état général devient mauvais. La face revêt un teint jaune-paille caractéristique, l'amaigrissement devient extrême ; on constate parfois des ganglions, indolores et mobiles, au-dessus de la clavicule gauche. Ces ganglions sont, avec les œdèmes, les signes les plus importants pour confirmer une diagnose incertaine. Chacun sait que le célèbre Trousseau, atteint de cancer gastrique, se fit illusion sur son état morbide, jusqu'au jour où le gonflement hydropique d'un membre inférieur (symptôme dont lui-même avait fait connaître la valeur) vint le rappeler à la triste réalité. Triste entre toutes, car le malade est condamné à mourir, plus ou moins vite (de quelques semaines à 4 et 5 ans), soit par inanition, soit par péritonite, soit à la suite d'hémorrhagies ou d'empoisonnement du sang....

Cela ne veut pas dire qu'on ne puisse améliorer certains symptômes par le moyen de traitements appropriés. D'abord, si le cancer siège au pylore (ce qu'on reconnaît par la dilatation extrême de l'estomac et par les vomissements survenant longtemps après les repas), on peut recourir à une opération chirurgicale : la résection pylorique, préconisée par Péan et Billroth et dont l'intervention a pu donner jusqu'à quatre années de survie. Les lavages d'estomac (lorsque la pylorectomie n'est pas possible) sont indispensables pour éviter les stagnations putrides et l'auto-intoxication qui en dérive.

Les cancéreux de l'estomac doivent être alimentés par le lait, les œufs, les cervelles, les poissons, les hachis de volaille, les panades, le kakola, les peptones sèches, le pain grillé ; lorsque l'intolérance gastrique est absolue, on aura recours aux lavements alimentaires. On excitera l'appétit par les amers et les laxatifs pris avant les repas ; on suppléera à l'insuffisance du suc gastrique en administrant, à l'issue des repas, la pepsine Chassaing et l'acide chlorhydrique. Enfin, on calmera les vomissements au

moyen de la glace à l'intérieur et des vésicatoires volants au creux de l'estomac.

Parmi les médications palliatives les meilleures,
signalons la solution concentrée de chlorate de
soude dans une macération froide de condurango.
Je prescris aussi, avant les repas, des cachets
avec le bicarbonate (4 gr.) et le salicylate (0.50)
de soude : ces agents réussissent beaucoup mieux
en poudre qu'en solution. On a signalé des cas
de guérison dus aux iodures et aux frictions
mercurielles. J'estime que, dans ces cas, il y
avait erreur de diagnostic et tumeur gommeuse
de l'estomac. De même, on a pu prendre des
amas de matières stercorales accumulées dans
le côlon transverse pour des tumeurs cancéreuses, qui se sont ainsi fondues par des purgations répétées. Enfin, le cancer du pancréas
peut offrir tous les caractères extérieurs de celui
de l'estomac : mais la salivation et les selles
graisseuses lui appartiennent en propre. Disons
aussi que le cancer sans tumeur peut exister;
il est, alors, en plaques et se caractérise par
une atrophie rapide de la muqueuse de l'estomac.

Bien souvent, les accidents urémiques stimulent cette forme de cancer : Claude Bernard en fut un exemple fameux.

Quelles sont les causes du cancer de l'estomac, qui est, après celui de l'utérus, la plus fréquente des manifestations cancéreuses dans l'humanité? Il nous apparait souvent comme l'aboutissant ultime de l'arthritisme et le résultat des abus du régime carné : rare chez les herbivores, les indiens, les fellahs, les nègres, il est commun chez les carnivores et dans les classes dirigeantes, que le bien-être conduit à un régime succulent habituel. L'hérédité n'est guère contestable; mais ne gît-elle pas, souvent, dans la transmission familiale d'habitudes antihygiéniques? Pour le cancer de l'estomac, on a incriminé avec raison l'alcoolisme, la compression habituelle de l'épigastre par le corset, le bureau ou l'établi. La part des influences morales, des passions tristes et concentrantes, qui dépriment l'énergie vitale et retentissent si visiblement sur le foie et sur les puissances digestives, est admise d'une manière classique. Le ralentissement des fonctions de la peau au début de la vieillesse joue aussi un rôle probable, quoique difficile à démontrer.

Les héréditaires et les arthritiques qui touchent à la cinquantaine devront donc fuir le régime carné excitant et se souvenir que le P. Debreyne a démontré l'immunité absolue des trappistes de 50 à 60 ans pour le cancer. Le régime devra contenir le *minimum* d'azote, de phosphates et de chlorures, et les humeurs devront être alcalinisées, afin de diminuer les tendances fibrineuses et organoplastiques du liquide sanguin.

Les frictions au gant de crin et les lotions froides favoriseront les fonctions de la peau; l'aération, l'assollement, les promenades, les distractions et la vie simple, abritée contre les soucis et les ambitions, doivent également être conseillées.

Les doctrines microbiennes n'ont guère élucidé les origines véritables du cancer; toutefois, certaines recherches récentes semblent indiquer le rôle possible de l'eau de boisson pour la genèse du cancer gastrique, endémique, dit-on, autour des mares normandes et champenoises. Metchnikoff pense que les spores coccidiennes peuvent se développer en dehors de l'économie humaine et transmettre le cancer, après incubation de durée variable. L'origine aqueuse du mal est, assurément, loin d'être démontrée; mais il suffit qu'elle soit possible pour attirer, une fois de plus, notre attention prophylactique sur l'eau, véhicule de tant de germes morbides.

Chapitre XVIII

Ordonnances contre les troubles digestifs (1)

(D'APRÈS LA PRATIQUE SPÉCIALE DU Dr E. MONIN)

1. VIN CORDIAL DES DYSPEPTIQUES NERVEUX

2. Quinquina gris . . . . 10 gr.
   Feuilles de coca. . . . . 12 »
   Cannelle. . . . . 7 »
   Muscade . . . . } āā 3 »
   Gingembre . . . . }
   Lavande . . . . }
   Menthe . . . . } āā 2 »
   Mélisse. . . . . }
   Vanille. . . . . } āā 1 »
   Capsicum . . . . }
   Vieil alicante — q. s. pour un litre.
   F. S. A.

Une macération de 8 jours. Un verre à liqueur après le repas.

(1) Ces formules constituant la propriété scientifique du Dr Monin, ne sauraient être reproduites que sous son nom d'auteur.

2. Dyspepsie alcoolique

℞ Vin de gentiane. . . . .   400 gr.
Acide bromhydrique dilué . . . . .   20 »
Essence de gingembre . . . .   XX gtt.
                    M.

Une cuillerée à soupe dans 1/2 verre d'eau de Vichy (Célestins) à l'issue des repas (L'acide bromhydrique calme l'éréthisme du plexus solaire et empêche l'atrophie graisseuse des glandes à pepsine, qui prépare la cirrhose et entretient l'état dyspeptique et anémique).

----

3. Anorexie estivale ou des pays chauds

℞ Phosphate trib. de chaux pulv. . . ⎱
Calisaya vrai pulv. . . . . ⎰ āā 60 gr.
Rhubarbe chin. pulv. . . . .   20 »
Fausse augusture pulv . . . .   10 »
                 M. S. A.

Une cuiller à café avant les repas, dans un demi-verre d'eau de Vals (Dominique).

----

4. ANOREXIE DES PHTISIQUES

℞ Eau distillée de pin gemmé. . . . . .   300 gr.
Teinture de Baumé . . . .   8 gr.
Arséniate de soude. 0.10
M.

Cuiller à dessert avant le repas, dans un demi-verre de bière Déjardin.

----

5. CACHETS APÉRITIFS

℞ Hydrate de magnésie 0.10
Quassine amorphe. 0.05
Sulfate de quinine. 0.05
Poudre de capsicum. 0.05
—   de gingembre 0.05
—   d'ignatia. 0.05
Chlorhydrate cocaïne. 0.01
M.

pour un cachet à prendre avant chaque repas.

----

6. LAVEMENT ANTHELMINTIQUE (ADULTES)

℞ Décocté de racine de grenadier . . .   300 gr.
   Glycérine boratée. . . . .   20 gr.
   Extrait d'absinthe marit.   0,50
   Gomme-gutte   0,50
   Jaune d'œuf . . . .   n° 1

M. S. A.

7. FRICTIONS EXCITANTES POUR L'ABDOMEN

℞ Teinture d'arnica . . . . . .
   —   de mélisse. . . . . .
   —   de romarin . . . .
   Alcool camphré. . . . . . .   Parties égales.
   Essence de pin. . . . . . .
   Baume Fioravanti . . . . . .
   Teinture de noix vomique.

M.

8. Battements épigastriques

℞ Alcoolé de lavande . . . .   50 gr.
   Teinture éth. de digitale . . . .   30 »
   Teinture amm. d'opium . . . . .   20 »
   Teinture de benjoin saturée . . .   15 »
                    M.

pour frictions au creux de l'estomac.

---

9. Dyspepsie des asthmatiques

℞ Infusion de feuilles fraîches d'oran-
   ger . . . .   100 gr.
   Sirop d'erysimum . . . .   20 »
   Vieux Kirsch. . . . .   30 »
   Térébène . . . .   X gtt.
                 M. S. A.

F. S. A. un grog chaud, à avaler en se couchant.
Comme tonique du cœur, donner, avant chaque
repas, vingt gouttes d'extrait fluide de Kola-bâh
Natton, dans un demi-verre d'infusion de kola
torréfié.

10. Pilules cont⟶ le cancer d'estomac

℞ Bromhydrate de cicutine. 0.01
Extrait thébaïque 0.02
Carbonate magnésie — q. s. pour une pilule.

3 par jour.

---

11 Antisepsie intestinale

℞ Charbon de peuplier pulv. . . . . 10 gr.
Salicylate de bismuth . . . . . . 3 »
Salicylate de magnésie. . . . . . ⎫
Craie camphrée pulv. . . . . . . ⎬ aā
Benzo-naphtol . . . . ⎭ 2 gr.
M. S. A. en 20 paquets.

Un paquet 3 fois par jour dans du pain à chanter.

---

12 Dyspepsie chlorotique

℞ Eau distillée de cannelle. . . . . 150 gr.
Glycérine très pure. . . . . . . 30 »
Alcoolé de quinquina. . . . . . 20 »
Fer dialysé. . . . . 30 »
M.

Cuiller à café avant le repas, dans un peu d'eau de Vals (source Dominique).

13. POUDRE LAXATIVE

℞ Lactose pulv.	60 gr.
Follicules de séné pulv.	30 »
Magnésie calcinée.	25 »
Crème de tartre.	20 »
Soufre sublimé.	15 »
Poudre de badiane.	10 »
— de quassia.	10 »
— de fèves de Calabar. . . .	0.50

M. S. A. et pulv.-finement.

Une cuiller à café le soir dans 1/2 verre d'eau.

---

14. LAVEMENT PURGATIF ANTISEPTIQUE

℞ Infusion chaude de sauge. . . .	500 gr.
Glycérine redistillée.	30 »
Sulfate de magnésie.	10 »
Sulfophénate de soude	5 »
Sulfate de potasse	2 »
Salicylate de soude. . . . . }	ãã 1 »
Acide borique . . . . }	

M. S. A.

---

15. Dyspepsie atonique

℞ Poudre d'aloès du Cap . . . . . ⎱
    —   de fèves de Calab.r. . . ⎰   āā 0,05
    —   de cannabis indica. . . .   0,10
    —   de lactate de manganèse.   0,10
    —   de quassine crist.   0,02
                     M.

pour un cachet à prendre avant le repas.

---

16. Vin Eupeptique

℞ Tokay. . . . .   800 gr.
  Glycérine pure. . . . .   60 »
  Pepsine paill . . . .   40 »
  Acide chlorhydrique pur . . . .   V gtt.
                   M.

Cuiller à soupe, 3 fois par jour, aux repas. Le vin de Chassaing renfermant, en outre, de la diastase, convient encore mieux aux dyspeptiques amylacés.

---

17. GASTRORRHÉE

℞ Eau de laurier-cerise . . . .   30 gr.
Extrait de cannabis . . . . }
— de grande ciguë. . . . . }   aà 3 »
M.

Trente gouttes, matin et soir, dans une infusion de condurango.

———

18. GASTRALGIE NERVEUSE

℞ Julep gommeux . . . .   150 gr.
Ext. fl. de kola. . . . . }
Elixir parégorique . . . . }   aà
Teinture de vanille . . . . . . }   10 gr.
M.

Cuiller à soupe 3 fois par jour.

———

19. Dyspepsie intestinale

℞ Décocté de rac. de salep . . . .   200 gr.
Sirop de rhubarbe . . . .   40 »
Teinture de jusquiame . . . . . .   5 »
—   de coca . . . .   5 »
—   de fève de Calabar. . . .   2 »
M.

4 cuillerées à soupe par jour, dans de la tisane chaude de gomme arabique.

20 Insomnie des dyspeptiques

℞ Sirop de maté . . . .   200 gr.
Hydrate de chloral. . . . . . .   8 »
Brômure de strontium . . . . .   5 »
Teinture de chloroforme . . . .   XX gtt.
M.

Une cuillerée à soupe, d'heure en heure, jusqu'à sommeil : procure un repos paisible, sans aucun danger d'irritation gastrique. Le chloral influence même, comme un utile antiseptique, certaines gastropathies putrides ou microbiennes.

21. Purgatif des dyspeptiques

℞ Eau dist. de tilleul. . . . .   250 gr.
  Sirop de nerprun . . . .   40 »
  Teinture de cascara sagr . . . . . .   20 »
  Citrate de magnésie . . . .   30 »
  Benzoate de soude. . . . .   4 »   .
                M.

A prendre en 2 fois, à dix minutes d'inter·
valle.

———

22. Dyspepsie goutteuse

℞ Alcoolature de semences de colchique. ⎫
  Teinture d'ignatia amara . . . . . . ⎭ aā 15 gr.
                M.

Douze à vingt gouttes avant les repas, dans
de la tisane de frêne ou de fleurs de fèves.

———

23. Dyspepsie paroxystique

℞ Extrait de condurango. 0.10
   —   gras de cannabis. 0.05
   Chlorhydrate de cocaïne 0.02
                 M.

pour une pilule. Une tous les 1 ⁄4 d'heure, en ne
dépassant pas 3 pilules deux fois par jour, soit six.

24. Embarras gastrique bilieux

℞ Poudre de boldo. . . . . }
   Bioxyde de manganèse . . . . . . } aā 0.25
                M.

pour un cachet (à prendre avant chaque repas).
Aux repas, boire de l'eau de Vichy (Hôpital).

25. Gastro-entéralgie des hémorroïdaires

℞ Eau dist. d'hamamelis. . . . . .   200 gr.
    Sirop de coings . . . .)   āā 20   »
    Glycérine. . . . .)
    Salicylate de bismuth   10   »
    Gouttes noires anglaises . . . . .   n° XX.
    Essence de thym . . . .   X gtt.
                M.

Une cuillerée 3 fois par jour.

26. Gouttes anti-gastralgiques

℞ Eau distillée de laurier-cerise. . .   20 gr.
    Extrait sec de valériane.   2   »
    Solanine . . . .   0 gr. 50
              M. S. A.

Dix gouttes aux moments des crises.

27. Gastralgie des hystériques

℞ Poudre de cannelle . . . . ⎫
    —   de vanille. . . . . ⎪
    —   de badiane . . . . ⎪
    —   de valériane. . . . . ⎬ aā 4 gr.
    —   d'oxyde de zinc . . . . . ⎪
    —   de bromure de camphre. . ⎪
    —   de fèves St-Ignace . . . . ⎭

M. S. A.
Divisez en 30 paquets

1 avant chaque repas, dans du pain azyme.

28. Teinture « anti-bile »

℞ Teinture de boldo . . . . ⎫
    —   de rhubarbe. . . . . . . ⎪
    —   d'hydrastis. . . . . ⎪
    —   de pissenlit . . . . ⎬ aā 2 gr.
    —   d'ipéca . . . . ⎪
    —   de jalap. . . . . ⎪
    —   de savon méd. . . . . . ⎭

M.

Dix gouttes 3 fois par jour dans une infusion de pichi ou de chimaphylla umbellata.

29. Vin apéritif

℞ Teinture de cascarille. . . . . . .
     —   de quassia. . . . . . .
     —   de gentiane . . . . . .
     —   d'absinthe. . . . . . .   ãã 8 gr.
     —   de colombo. . . . . .
     —   de noix vomique. . . .
     —   de rhubarbe. . . . . .
     Porto sec — q. s. pour un litre.
           M.

Un verre à madère avant le repas, pur ou coupé d'eau de Vichy (Célestins).

30. Contre l'indigestion

℞		
Infusion de feuilles d'oranger froide.	100 gr.	
Acide lactique	XII gouttes.	
Menthol.	0.10	

           M.

à prendre par petites gorgées.

31. Flatulences gastriques

℞ Eau distillée de menthe. . . . .   250 gr.
    Lactate de strontiane. . . . . .   15 »
    Kümmel doux . . . .   30 »
               M.

Cuiller à soupe avant le repas.

32. Potion contre le mélæna

℞ Sirop de baume du Pérou. . . .   250 gr.
    Extrait sec de monésia. . . . . .   8 »
    Sous-nitrate de bismuth. . . . .   4 »
    Ergotine. . . . .   1 gr. 50
               M.

Cuiller à soupe d'heure en heure.

33. Dyspepsie par abus du tabac

Avant chaque repas, une cuillerée à soupe de :
℞ Sirop de ratanhia. . . . .   200 gr.
  Liqueur d'Hoffmann. . . . .   50 »
  Teinture d'ignatia. . . . .   5 »
                M.

Aux repas, boire de la bière anglaise noire *(stout)*, additionnée, par bouteille, de ı gr. 25 de chlorure d'ammonium pur. Le *stout* sera coupé de moitié d'eau de Vals, de source Saint-Jean.

---

34. Poudre contre le pyrosis

℞ Magnésie calcinée. . . . .⎫
  Gomme arabique pure . . . . . .⎬ ãã 15 gr.
  Semence d'anis. . . . .⎭
        M. S. A. porphyr.

Un paquet de 4 gr. dans très peu d'eau, aux moments des renvois acides.

35. Lait de poule calmant

℞ Infusion chaude d'orge mondé .   250 gr.
Eau de fleurs d'oranger . . . .   30 »
Eau de laurier-cerise . . . . . .   5 »
Sirop diacode . . . .   20 »
Jaunes d'œufs . . . .   n° 2 »

M. S. A.

A prendre en se couchant (gastralgie nocturne).

36. Elixir ténifuge

℞ Teinture de Kamala . . . . . .   20 gr.
— 	d'absinthe marit . . . . 10 »
— 	éth. de fougère mâle . 8 »
— 	— d'aloès du Cap . 1 »
— 	d'andira inermis . . . . 0 gr. 50

M.

A prendre, en deux fois, à dix minutes d'intervalle, dans une infusion de spigélie sucrée
avec du sirop de semen-contrà.

37. Poudre contre le tympanisme

℞ Poudre de cannelle. . . . . . . ⎫
    —   de badiane . . . . ⎟
    —   de vanille . . . . ⎬ āā 1 gr.
    —   de fèves St-Ignace . . . ⎟
    —   de salicyl. de magnésie . ⎭
         M. pour 10 cachets.

Un trois fois par jour dans de l'infusion de cumin.

---

38. Potion contre le tympanisme

℞ Eau distillée de mélisse. . . . .   160 gr.
  Sirop de badiane. . . . .   40 »
  Esprit de Minderer . . . . . .   10 »
  Teinture de quassia . . . . . .   8 »
  Essence de carvi. . . . .   XV gtt.
         M.

Cuiller à soupe 3 fois par jour, dans de l'infusion de coriandre ou de fenouil.

39. Vomissements de la grossesse

℞ Eau distillée de tilleul . . . . .   250 gr.
    Sirop de coca . . . .   50 »
    Teinture de cannabis . . . . . .   15 »
    Brómure de sodium . . . . . .   10 »
    Iodure de sodium . . . .   5 »
M.

Une cuiller à soupe avant le repas.

Aux repas, Vals (source Saint-Jean).

---

40. Troubles gastriques des femmes enceintes

℞ Teinture de haschisch . . . . . . ⎫
   —   de cannelle . . . . . . ⎬ āā 10 gr.
   —   d'iode . . . . ⎭
M.

Dix gouttes, 3 fois par jour, dans de l'eau de seltz aiguisée de kirsch vieux ou d'alcool de menthe.

Après les repas, un verre à madère de vin de Chassaing.

---

41. Dyspepsie douloureuse

℞ Eau distillée . . . .   200 gr.
  Teinture de cannabis. . . . .   10 »
  Teinture de chloroforme . . . . .   5 »
  Brômure de strontium . . . . . .   4 »

M.

Cuillerée à bouche toutes les 2 ou 3 heures.

---

42. Hypopepsie

℞ Elixir de Garus . . . .   500 gr.
  Eau régale . . . .   XII gtt.

M.

Un verre à liqueur après le repas, dans 2/3 de verre d'eau.

---

43. Pour prévenir l'insomnie des dyspeptiques

℞ Infusion chaude de camomille. . .   120 gr.
  Ammoniaque liquide. . . . .   V gtt.

M.

à avaler par petites gorgées en se couchant.

---

44. DYSPEPSIE PAR CONGESTION DU FOIE

℞ Eau distillée . . . . 250 gr.
Glycérine pure . . . . 100 »
Extrait de boldo. . . . . 10 »
Salicylate de soude. . . . . 20 »

M. S. A.

3 à 4 cuillerées à soupe par jour.

45. VOMISSEMENTS NERVEUX

℞ Huile de ricin. . . . . 10 gr.
Menthol . . . . 4 »
Essence de cannelle . . . . X gtt.

M.

6 à 8 gouttes sur un morceau de sucre.

46. DYSPEPSIE DES HÉMORROÏDAIRES

℞ Eau distillée . . . . 500 gr.
Sulfovinate de soude. . . . . . . 60 »
Teinture d'hamamelis . . . . . . 20 »

M.

3 cuillerées à soupe avant chaque repas.

47. DYSPEPSIE FLATULENTE

℞ Lactate de magnésie. . . . . . . }
Semences de fenouil pulv. . . . . } 0.15
Chlorure d'ammonium. 0.10
Brômure de strontium. 0.20
M.

pour un cachet (à prendre avant chaque repas).

48. DYSPEPSIE DE LA LITHIASE BILIAIRE

℞ Teinture de chélidoine . . . . . }
— de chardon-marie . . . } ãã 10 gr.
— de safran . . . . }
M. S. A.

Vingt gouttes, 3 fois par jour, dans une macération de quassia (dans les intervalles des crises hépatiques).

Cure hydro-thermale à Vichy.

49. Dyspepsie estivale

℞ Teinture de chanvre indien . . . ⎫
Teinture de chloroforme comp. . ⎬ āā 10 gr.
Elixir parégorique de Dublin . .   5 »
M.

20 gouttes, 3 fois par jour, dans une infusion chaude de feuilles d'oranger.

Au repas, Vichy (Célestins).

---

50. Dyspepsie liée a la constipation ancienne

℞ Teinture de cascara sagr. . . . . ⎫
—   de séré . . . . ⎬ āā 10 gr.
—   de podophyllin . . . . ⎭
—   de fèves de Calabar . .   5 »
M. S. A.

De dix à trente gouttes. progressivement, avant chaque repas, dans un peu d'eau ou de tisane de rhubarbe.

FIN

TABLE ANALYTIQUE

———

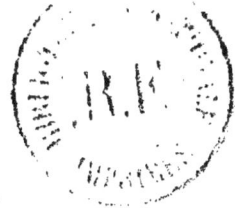

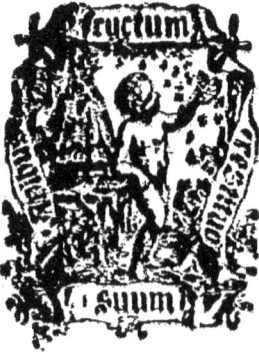

SOCIÉTÉ D'ÉDITIONS LITTÉRAIRES

et Scientifiques

BASÉE SUR LA MUTUALITÉ

4, Rue Antoine-Dubois, 4

EN PLACE DE L'ÉCOLE DE MÉDECINE

DERNIÈRES PUBLICATIONS

I. — ROMANS

Collection in-18, couverture jaune, prix ......   **3 fr. 50**

BIGEON (Arm.) — **Suzette**; Scènes du Quartier
Latin.

La Société d'Éditions littéraires a eu la bonne fortune
d'éditer ce roman qui s'est imposé de suite à l'attention
de la critique littéraire. — D'abord c'était un sujet entière-
ment neuf ; depuis H. Murger, aucune œuvre n'avait paru
concernant la vie d'étudiant moderne et les saines tra-
ditions de gaieté du *vieux Quartier Latin*. — Ensuite le
nom de l'auteur déjà connu par plusieurs travaux histo-
riques et juridiques.

Écrites dans un style châtié, *ces scènes du Quartier*

Envoi franco contre un mandat postal.

Latin nous montrent des caractères peints de main de maître. Elles sont comme un recueil de riantes et tristes observations où l'analyse des passions joue un rôle prépondérant. Bien qu'elle nous paraisse quelque peu métamorphosée, sa *Suzette*, personnage vécu, pris sur le vif, est encore la classique grisette, « bonne fille, travaillant beaucoup, aimant davantage, se montrant parfois fidèle », — Elle aura désormais sa place à côté de ses sœurs, Bernerette, Mimi Pinson et Musette. Bref, un succès de librairie.

DATIN (Henri). — **Une femme fin de siècle.**

DATIN (Henri). — **Sur la plage.**

M. Henri Datin, dont nos lecteurs ont pu apprécier le réel talent de conteur, vient de publier ce recueil de nouvelles vraiment fort remarquables et fort spirituelles. C'est une œuvre très travaillée et très littéraire, qui peut être laissée entre toutes les mains.

Jamais l'auteur du remarquable roman un *Mariage d'inclination* ne nous a paru mieux inspiré.

ELIA. — **Le devoir de demain.**

HEMEL (Claude). — **Les Métamorphoses de la matière.**

JOLLIVET-CASTELLOT. — **La vie et l'âme de la matière.**

JOUGLARD. — **L'Univers et sa cause.**

LACOUR (Paul). — **L'Épouse.**

Sous une forme romanesque charmante, M. Paul Lacour analyse, dans une œuvre d'imagination bien observée,

---

Envoi franco contre un mandat postal.

l'Épouse. M. LACOUR est un écrivain que le scepticisme n'a point touché. Il croit à l'amour et aux beaux sentiments, et le dit en une langue d'une grande pureté dont le charme est un gage de plus.

Il n'est pas éloigné de défendre, sur un terrain voisin de celui où combat la vaillante Marcelle, du *Droit des femmes*, les doctrines chères à nos émancipatrices. Mais c'est à la fiction qu'il emprunte ses images.

Il montre une femme douée des admirables qualités de son sexe, *une épouse dans toute la noblesse du terme*, délaissée, méconnue, trahie. Mais elle a confiance dans son bon droit ; digne et triste près du berceau de son enfant, elle attend son heure qui sonne, lente, grave, mélancolique, quand le mari désabusé lui revient. A son repentir, elle n'oppose ni dédain, ni colère ; elle tend sa main à l'infidèle, mais la joie de son retour se mélange d'amertume. Car si l'amour peut pardonner, jamais il n'oublie.

LACOUR (Paul). — Éva.

Plus que jamais, dans son nouveau volume « EVA » s'affirme la sensibilité douloureuse qui est la caractéristique du talent de Paul Lacour. Toute la volupté de l'âme et des sens nous y est dépeinte par la plume émue et passionnée de l'auteur de l'*Épouse*. Mais aussi ce vent du mysticisme qui a pénétré l'âme moderne et la trouble si profondément, souffle sur ce roman d'EVA, de cette vierge mystérieuse et noble, échappant miraculeusement à l'impérieux désir qui mène à la chute.

LACOUR (Paul). — Chagrins d'amour, avec couverture illustrée signée CHALON.

C'est une série charmante de délicieuses nouvelles dont voici les titres : Nuit d'Avril ; La fin d'un notaire ;

Envoi franco contre un mandat postal.

Les amours de Gertrude; Derrière l'Église; Mademoiselle Fourchette; le vieux Moulin; Ma voisine; La statue enchantée; En province; Monsieur Blègre; Yseult; Dans la Brousse; Nouveauté automnale; Le dévouement de Chomereau; les deux sœurs; l'amante; etc...

NATTUS (Jacques). — **Contes graves et légers.**

Ces contes sont amusants, la chose est sûre, sont-ils moraux? Les deux premiers se présentent irréprochables, l'un plein de fantaisie, l'autre de sentiment. La mère en conseillera la lecture à sa fille. Les derniers appartiennent au genre leste; la forme du récit les sauve de l'inconvenance. Quoique singulières, ces histoires sont marquées d'un caractère de sincérité tel que, sauf la première, on les devine copiées sur le vif; certainement elles ont été vécues.

WATEL. (P.-Jules). — **Mémoires d'un garçon d'hôtel**, avec illustrations de Félix REGAMEY.

Le lecteur ne se plaindra que d'une seule chose, c'est que ces mémoires originaux ne soient pas plus longs.

II. — SCIENCES ÉCONOMIQUES ET JURIDIQUES

PETITE ENCYCLOPÉDIE SOCIALE et JURIDIQUE

sous la direction de M. **A. BIGEON,** avocat à la Cour d'appel, diplômé de l'École des Sciences politiques.

ERNAULT (Louis), licencié en droit, lauréat de la Faculté de Paris : **Le Célibataire au point de**

vue social et à son point de vue personnel,
un vol. in-18 de 200 pages environ, prix......... 2 fr.

Outre que le sujet, en lui-même fort intéressant, n'a jamais été envisagé dans son ensemble, M. Ernault a su nous tracer dans un style clair et précis, avec un talent sérieux et humoristique à la fois, le portrait du célibataire, « de cet être bizarre, ni père, ni mère, ni enfant, mais oncle, tante.... à héritage parfois, et alors objet de souvenirs et de soins fallacieux, entouré de collatéraux avides, d'amis trop empressés, de domestiques gaspilleurs, intéressés toujours, rarement intéressants.

L'auteur a su montrer qu'un jurisconsulte savant et curieux n'exclut pas un écrivain spirituel et philosophique.

BIGEON (Arm.), Avocat à la Cour d'appel, lauréat de la Faculté de Droit de Paris, diplome de l'École des Sciences politiques : **La Photographie devant la loi et la Jurisprudence,** prix............... 2 fr. 50

CATALAN. — L'unitaxe............. 1 fr. 50

M. A. de Catalan traite dans cet opuscule de l'impôt sur l'*Avoir* de chacun et sur les éléments constitutifs des bénéfices et du revenu. C'est un plaidoyer en faveur de la transformation de l'impôt.

GUYOT (Yves), ministre des travaux publics. — **La suppression des octrois.** In-8 de 75 p. 2 fr.

— **Le budget,** In-8 de 30 pages............. 1 fr.

COSTE (Adolphe). — **La question monétaire.** In-8 de 90 pages....................... 3 fr. 50

— **Les métaux précieux.** Rapport sur les « matérialiens »........................... 3 fr. 50

Envoi franco contre un mandat postal.

DONNAT (Léon), membre du Conseil municipal de Paris. — **De l'intervention des municipalités** dans les conditions du travail. Brochure in-8 de 16 pages .... **1 fr.**

DUCRET (Léon), président de la Chambre syndicale des industries diverses. — **Les téléphones.** Monopole d'Etat ou privilège, exploitation par l'initiative privée. Brochure in-8 de 40 p............... **1 fr. 50**

DE LEYMARIE, ancien magistrat, avocat à la Cour d'Appel. — **Délais judiciaires usuels.** Aide-mémoire alphabétique. Un vol. in-8 jésus broché. **2 fr.**

Le livre de M. DE LEYMARIE comble donc une lacune, et nous nous empressons de le signaler à l'attention de Messieurs les Avocats.

Il est de plus essentiellement portatif, c'est-à-dire pouvant être mis dans la serviette ou laissé sur le bureau, sans incommoder par son poids ou par son volume.

-- **Nos Avocats d'aujourd'hui,** vol. in-8. **7 fr. 50**

DUBOIS (Auguste), licencié ès-lettres, docteur en droit. — **De l'occupation et de la concession par l'Etat ou par la « Gens », leur rôle dans l'histoire de la Propriété à Rome. Etude sur l'Hérédité des offices dans l'ancien Droit français,** un volume grand in-8° de 330 pages .... **7 fr. 50**

HAMÉLIUS (Etienne). — **Philosophie de l'économie politique.** In-18 de 210 pages....... **4 fr.**

MARTINET (Camille). — **Le socialisme en Danemark,** préface de Pierre Baudin, conseiller municipal de Paris. In-18 de 120 pages.... Prix. **2 fr. 50**

Envoi franco contre un mandat postal.

III. — GÉOGRAPHIE

AYMÉ (Victor), conducteur des Ponts et chaussées, architecte voyer du cercle de Geryville. **L'Afrique française et le Transsaharien.** 1 volume in-8 .... **2 fr. 50**

Ce substantiel ouvrage contient des documents précieux sur :

Les différents tracés proposés. — Le point d'arrivée sur le Niger. — Le choix de la tête de ligne en Algérie. — La ligne directe d'Alger au Niger. — Les dépenses de construction. — Les différents modes d'exécution des travaux. — La voie étroite par l'Oued-Guir, auxiliaire de la construction du Chemin de fer Transsaharien.

Et enfin : La voie étroite par la vallée de l'O'Rir'h, Ouargla, El-Goléah et Timmimoun.

BINGER (Capitaine). — **Esclavage, islamisme et christianisme,** In-8 de 112 pages ... **2 fr. 50**

BOULANGIER (Edgar). — **Voyage en Sibérie.** Le chemin de fer Transsibérien. (Convient pour les distributions de prix et revues, etc.) Ouvrage honoré de la souscription du ministère de l'instruction publique. 1 magnifique vol. in-8 jésus de 400 pages, avec 100 gravures sur bois, cartes et plans. Broché... **7 fr. 50**

Envoi franco contre un mandat postal.

BOULANGIER (Edgar). — **Nouvelle méthode de Cartographie et les origines de la Méditerranée,** avec grav. et plans, in-8 de 220 p. **10 fr.**

CLAPPIER (J.) — **Au bout de l'Europe.** in-18 de 216 pages.............................. **3 fr.**

COUTAGNE (Dʳ Henry). — **Trois semaines en pays scandinaves.** 1 volume in-18..... **2 fr. 50**

DESCHAMPS (Emile), chargé de mission scientifique par le ministre de l'Instruction publique. — **Au pays des Vedas.** Ceylan (Carnet d'un voyageur, in-8 de 500 pages avec 116 figures, d'après les croquis et photographies de l'auteur, et une carte .... **7 fr. 50**

HARMAND (Jules). — **L'Inde** de John Strachey, préface et traduction de Jules Harmand, ministre plénipotentiaire, in-8 avec carte en couleurs..... **10 fr.**

MEYNIARD (Charles). — **Le second empire en Indo-Chine** (Siam, Cambodge, Annam), précédé d'une préface par M. Flourens, ancien ministre des affaires étrangères. Un beau volume in-8°, illustré de 22 gravures hors texte. Broché .... **7 fr. 50**

MOSER (Henri). — **L'Irrigation en Asie centrale,** étude géographique et économique, 1ʳ vol. in-8° de 380 pages, avec une carte en trois couleurs . **6 fr.**

PIOT (le Dʳ). — **Hamman-Meskoutine,** 1 vol. in-8° avec figures.......................... **4 fr.**

Envoi franco contre un mandat postal.

SABATIER (CAMILLE), ancien député de l'Algérie. —
Touat, Sahara et Soudan. Étude géographique,
politique, économique et militaire avec une carte en
cinq couleurs. Un volume in-8 raisin.......... **6 fr.**

THOULET, professeur à la Faculté des Sciences de
Nancy. — **Introduction à l'Étude de la Géographie physique,** in-8° de 350 pages . **7 fr. 50**

Dans l'étude de la géographie, devenue tellement à la
mode en ces derniers temps, deux écoles sont en présence. La
première voudrait en attribuer l'enseignement aux lettres, la
seconde aux savants. M. Thoulet est d'un avis moins exclusif.

On lira avec intérêt cette introduction à l'étude de la géographie physique conçue dans un esprit dont il serait injuste de
méconnaître l'originalité.

**Ces volumes sont les meilleurs prix de Géographie à offrir
aux Lauréats des Sociétés ou aux élèves des Lycées.**

IV. — CLASSIQUES

COURS DE SCIENCES à l'usage des élèves de
l'enseignement primaire et de l'enseignement secondaire
(classique et moderne), publiés sous la direction de M.
B. NIEWENGLOWSKI, Docteur ès-sciences, Ancien
élève de l'Ecole Normale supérieure, Professeur agrégé
de Mathématiques spéciales au lycée Louis-le-Grand.
Membre du Conseil Supérieur de l'Instruction Publique.

Envoi franco contre un mandat postal.

GOULIN. — **Arithmétique** *(Sous presse)*.

MALUSKI (A). — **Géométrie analytique** à l'usage des candidats à l'École de St-Cyr. *(Sous presse)*.

MANUELS DES BACCALAURÉATS

publiés sous la direction

de M. G.-H. NIEWENGLOWSKI

Cette collection, qui comprendra environ une vingtaine de volumes, est destinée aux candidats aux divers baccalauréats, qui y trouveront les éléments certains d'un prompt succès. Les auteurs se sont efforcés de présenter les diverses matières demandées aux examens avec clarté, simplicité et précision.

Sous presse :	En préparation :
Arithmétique.	Littérature.
Géométrie.	Histoire.
Trigonométrie.	Géographie.
Algèbre.	Philosophie.
Géométrie descriptive.	Allemand.
Physique.	Anglais.
Chimie.	Mécanique.
Histoire naturelle.	Cosmographie.

Envoi franco contre un mandat postal.

LES
GAIETÉS DE LA MÉDECINE

Par le D' GARRULUS

Avec préface du D' E. MONIN

1 volume in-18 d'environ 400 pages avec élégant
cartonnage. — Prix : 4 francs.

Allons, graves praticiens vêtus de noir et cravatés
de blanc, abandonnez l'air doctoral que vous aviez
tout à l'heure au chevet de vos malades et, vos
visites terminées, prenez un petit livre que vient de
faire paraitre un de vos humoristes confrères, le
D' Garrulus, **les Gaietés de la Médecine**, et
bientôt, je vous le garantis, un bon rire qui sera le
vôtre, troublera l'austère silence de votre cabinet de
travail. Il y a des trésors de gaieté dans ce petit
livre. Voilà un livre dont la mère ne saurait permettre la lecture à sa fille. Mais, comme la science
médicale ennoblit tout, on peut se risquer à conseiller la lecture de ces anecdotes, triées sur le volet,
à tous ceux qui ne sont pas ennemis d'une douce
distraction.

Hippocrate n'a-t-il pas dit que *le rire est salubre ?*
« **Les Gaietés de la Médecine** » sont le plus
sûr contre-poison de l'hypocondrie (Mouvement thérapeutique).

Envoi franco contre un mandat postal.

AVIS AUX AUTEURS

La Société d'Éditions, établie sur les bases de la **MUTUALITÉ**, a pour principe de partager par moitié entre les Auteurs et elle, *tout bénéfice* résultant de la vente des ouvrages. Demander la Notice imprimée sur notre mode de fonctionnement.

Le médecin au foyer. — Le livre le plus complet et le plus commode, en l'absence du médecin, est le *formulaire*, si pratique, du Docteur MONIN. Vous cherchez, par ordre alphabétique, le nom d'une maladie et vous avez, de suite, *l'hygiène et le traitement le plus efficaces* à diriger contre ell ·.

Les services rendus par un ouvrage de cette nature sont, croyons-nous, incalculables, puisqu'il met à la portée du grand public *la science la plus méthodique et la plus consommée.*

« Le **Formulaire de médecine pratique** doit figurer dans toute bibliothèque de la famille : c'est un *vade-mecum* merveilleux. »

Contre mandat de **5** fr., adressé au Directeur de la Société d'Éditions, 4, rue Antoine-Dubois, chacun peut recevoir, *franco*, à son domicile, le *Formulaire de médecine*, volume relié de 650 pages, par le Docteur MONIN, secrétaire-général de la Société française d'hygiène, chevalier de la Légion d'honneur, officier de l'Instruction publique.

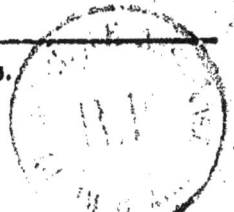

Lille. — Typ. et Lith Le Bigot Frères.

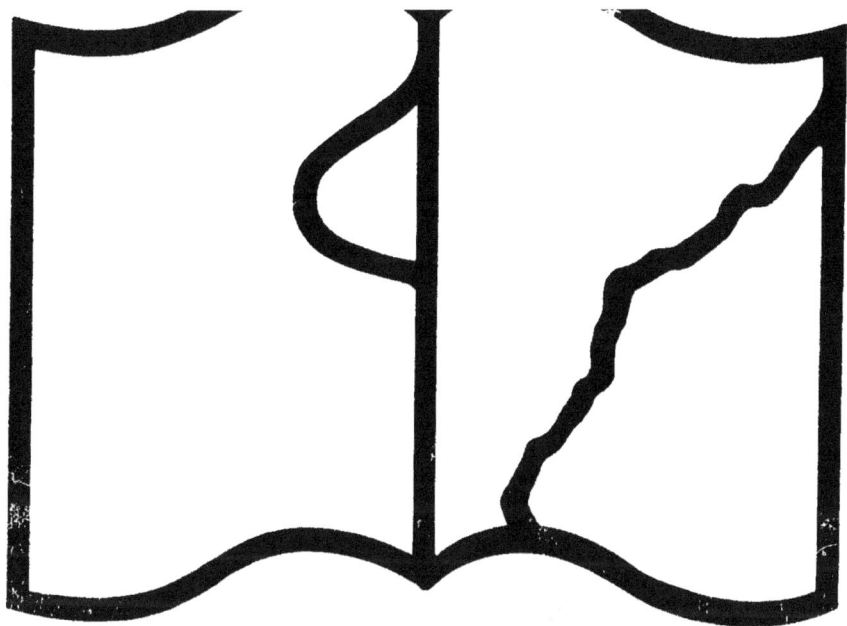

Texte détérioré — reliure défectueuse

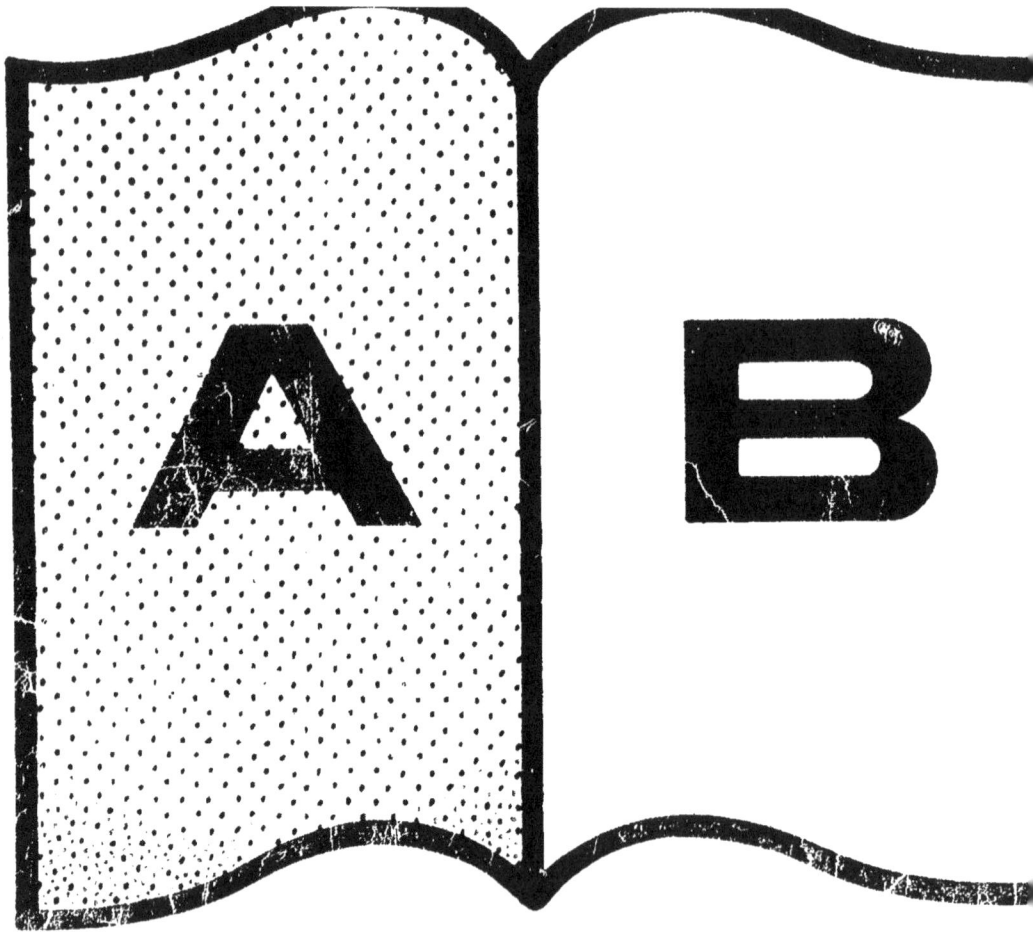

Contraste insuffisant

NF Z 43-120-14

www.ingramcontent.com/pod-product-compliance
Lightning Source LLC
Chambersburg PA
CBHW071655200326
41519CB00012BA/2521